Die Tuberkulose und ihre Bekämpfung durch die Schule

Eine Anweisung für die Lehrerschaft

von

Dr. H. Braeuning

Chefarzt der Fürsorgestelle für Lungenkranke und Direktor des Städtischen Tuberkulose-Krankenhauses Stettin-Hohenkrug

und

Friedrich Lorentz

Rektor in Berlin, Mitglied des Reichsgesundheitsrats und des Landesgesundheitsrats in Preußen

Dritte verbesserte Auflage

Mit 3 Abbildungen

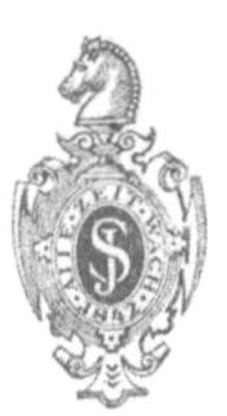

Berlin
Verlag von Julius Springer
1926

ISBN-13: 978-3-642-89392-6 e-ISBN-13: 978-3-642-91248-1
DOI: 10.1007/978-3-642-91248-1

Vorwort zur ersten Auflage.

Die Tuberkulose zeigt in ihrer Entstehung, Verbreitung und Verlaufsweise ein so eigenartiges Verhalten, daß zu ihrer Bekämpfung ganz andere Wege eingeschlagen werden müssen als bei den übrigen ansteckenden Krankheiten. Solange eine planmäßige Bekämpfung der Tuberkulose ausgeübt wird, ist deshalb auch besonderer Wert auf die Volksaufklärung gelegt worden; denn ohne sie ist bei dem meist chronischen Verlauf dieser Krankheit und der dadurch bedingten jahrelangen Ansteckungsgelegenheit ein Erfolg hinsichtlich der Verhütung neuer Erkrankungen nicht zu erwarten. Da aber eine wirksame Aufklärungsarbeit nur möglich ist, wenn die Schule dafür gewonnen wird, so müssen wir immer wieder fordern, daß der Unterricht über die Tuberkulose in irgendeiner Form zur Einführung gelangt, und müssen dafür sorgen, daß zunächst die jetzigen und die zukünftigen Lehrer in die Lage versetzt werden, derartigen Unterricht zu erteilen.

Erfreulicherweise ist die Frage des Tuberkuloseunterrichts in den Schulen, seitdem der verstorbene Professor Dr. Nietner und Herr Lorentz 1909 zum ersten Male diesen Leitfaden herausgegeben haben, nicht zur Ruhe gekommen. In einer Anzahl größerer Orte finden bereits regelmäßige Belehrungen über Tuberkulose in den Schulen statt. Es fehlt aber noch an einer allgemeinen Regelung dieser Angelegenheit. Um den Lehrern ein zuverlässiges, dem jetzigen Stande unserer Erkenntnis entsprechendes Hilfsmittel für den Unterricht in die Hand geben zu können, haben Herr Dr. Braeuning, Stettin-Hohenkrug, und Herr Lorentz, Berlin, das Nietner-Lorentzsche Buch völlig neu bearbeitet. Möge es in dieser Form unter der Lehrerschaft zu seinen alten Freunden viele neue erwerben und unserer Jugend, unserem Volke zum Segen gereichen!

Berlin, im Oktober 1922.

Dr. Helm

Generalsekretär des Deutschen Zentralkomitees zur Bekämpfung der Tuberkulose.

Vorwort zur zweiten Auflage.

Das wachsende Interesse an der Aufklärung zeigt sich erfreulicherweise darin, daß die erste Auflage des Braeuning-Lorentz verhältnismäßig schnell vergriffen ist. Für die neue Auflage ist das Buch von den Herren Verfassern gründlich durchgesehen und in vielen Einzelheiten ergänzt und berichtigt worden. An dieser Durchsicht hat sich auch Herr Sanitätsrat Dr. Poelchau, Charlottenburg, beteiligt, dem wir für Ratschläge aus seiner schulärztlichen Erfahrung zu Dank verpflichtet sind.

Berlin, im Mai 1925.

Dr. Helm
Generalsekretär des Deutschen Zentralkomitees
zur Bekämpfung der Tuberkulose.

Vorwort zur dritten Auflage.

Dank der Unterstützung, die unserer Arbeit seitens der zuständigen Ministerien des Reiches und der Länder zuteil wird, ist das Interesse der Lehrerschaft an der Aufklärung über das Wesen der Tuberkulose und die Mittel zu ihrer Bekämpfung in ständigem Wachsen begriffen. Dies zeigt sich auch an dem schnellen Verbrauch der zweiten Auflage dieses Buches. Wenn wir jetzt die dritte Auflage in einer wesentlich höheren Zahl von Stücken erscheinen lassen, so geschieht dies in der bestimmten Erwartung, daß die für Ende April 1926 in Aussicht stehende Reichsgesundheitswoche auch ihrerseits dazu beitragen wird, daß die Aufklärungsarbeit in der Schule und durch die Schule weitere Fortschritte macht, und in der ausgesprochenen Absicht, der Lehrerschaft das Hilfsmittel, dessen sie für den Unterricht über die Tuberkulose bedarf, erneut an die Hand zu geben. Möchte das Buch immer weitere Verbreitung in den Kreisen der Lehrer finden; dann wird auch sein Inhalt allen Schulkindern und einem großen Teil der Eltern vertraut werden!

Berlin, im Januar 1926.

Dr. Helm
Generalsekretär des Deutschen Zentralkomitees
zur Bekämpfung der Tuberkulose.

Inhaltsverzeichnis.

Erster Teil.

Die Tuberkulose und ihre Bekämpfung.

Von Direktor Dr. H. Braeuning, Stettin.

Zweiter Teil.

Der Kampf gegen die Tuberkulose durch die Schule.

Von Rektor Friedrich Lorentz, Berlin.

Erster Teil.

Die Tuberkulose und ihre Bekämpfung.

I. Die Geschichte der Lehre von der Tuberkulose.

Die Geschichte der Lehre von der Tuberkulose reicht bis in das Altertum zurück. Schon Hippokrates († 377 vor Chr. Geb.) gab eine treffende Schilderung des Verlaufes der Lungenschwindsucht. Aber solange pathologisch-anatomische Forschungen noch nicht systematisch betrieben wurden, war eine scharfe Abgrenzung der Tuberkulose gegen andere ähnliche Krankheiten nicht möglich. Erst im 17. Jahrhundert, als Leichenöffnungen öfter vorgenommen wurden, erkannte Sylvius, daß das Charakteristische der Krankheit eigentümliche, hirsekornähnliche Knötchen sind. Seitdem führt die Krankheit den Namen Tuberkulose (von tuberculum = das Knötchen). Über die Natur dieser Knötchen war man noch lange im unklaren. Die einen hielten sie für erkrankte Lymphdrüsen, andere für Ausschwitzungen (Exsudate) in die Lunge. Auch ihre Beziehung zu anderen pathologisch-anatomischen Gebilden (bösartigen Geschwülsten, verkästen Zellmassen usw.) war dunkel. Erst das schnelle Aufblühen der Wissenschaft von der pathologischen Anatomie um die Mitte des vorigen Jahrhunderts, an der das Hauptverdienst Rudolf Virchow zufällt, brachte Klarheit. Man lernte die tuberkulösen Knötchen als wohlcharakterisierte zellreiche Gewebsbildung kennen und war nun in der Lage, alle die Erkrankungen als tuberkulöser Natur festzustellen, bei welchen diese Knötchen sich finden, und sie von anderen Krankheiten scharf abzugrenzen.

Ebenso schwer war das Problem der Ansteckungsfähigkeit der Tuberkulose zu lösen. Bei den akuten Infektionskrankheiten, bei welchen die Krankheit kurze Zeit nach der Berührung mit einem Kranken zum Ausdruck kommt, war es leicht, die Ansteckungsfähigkeit zu erkennen. Die Schwierigkeit bei der Tuberkulose beruht darin, daß zwischen Ansteckung und Ausbruch der Erkrankung Jahre, ja Jahrzehnte vergehen können. Nicht selten kommt es vor, daß der tuberkulöse Vater stirbt, wenn das Kind noch in den ersten Lebensjahren steht, daß aber bei dem Kind die Krankheit erst im 15.—25. Lebensjahr oder später in Erscheinung tritt. Infolgedessen wurde in früheren Jahrhunderten bis in die neueste Zeit fast ganz allgemein angenommen, daß die Tuberkulose keine Infektionskrankheit sei, sondern eine vererbbare Konstitutionskrankheit. Zwar hat es stets Ärzte gegeben, welche von der Infektiosität überzeugt waren, auch besitzen wir aus früheren Jahrhunderten eine ganze Anzahl Vorschriften, welche die Ansteckung verhüten sollten, aber es gelang diesen Autoren nicht, ihrer Anschauung allgemeine Geltung zu verschaffen. Seit Beginn des vorigen Jahrhunderts versuchte man durch Überimpfung tuberkulösen Materials auf gesunde Tiere die Frage zu klären. Die Versuche führten aber zunächst zu keinem eindeutigen Resultat. Erst um die Mitte des vorigen Jahrhunderts gelang es regelmäßig durch Übertragung tuberkulösen Gewebes oder tuberkulösen Auswurfes, bei den Versuchstieren eine Tuberkulose hervorzurufen. Jedoch auch diese Versuche wurden noch nicht allgemein anerkannt. Da beschrieb Robert Koch 1882 den Tuberkelbazillus, der durch seine Gestalt, seine Wachstumsbedingungen und die Art seiner Färbbarkeit von allen anderen Bakterien sicher zu unterscheiden ist, und wies nach, daß dieser Bazillus sich in allen tuberkulös erkrankten Organen findet, und daß man durch Verimpfung desselben bei Tieren eine einwandfreie Tuberkulose hervorrufen kann. Seitdem ist von ärztlicher Seite kein Zweifel mehr an der Ansteckungsfähigkeit der Tuberkulose laut geworden. Wohl aber hat sich die Anschauung von der Tuberkulose als vererbbarer Krankheit in weiten Laienkreisen bis heute erhalten, sehr zum Schaden für unsere Bemühungen, auf hygienischem Wege die Tuberkulose zu bekämpfen.

Die Entdeckung Kochs war nach verschiedener Richtung von größter Bedeutung. Einmal lehrte sie uns eine noch sicherere Abgrenzung der Erkrankung als früher: wo der Bazillus in einem kranken Organe sich findet, sind wir berechtigt, eine tuberkulöse Erkrankung anzunehmen, also nicht nur, wenn wir die charakteristische Knötchenbildung sehen, sondern auch bei Ausschwitzungen, Narben, Kalkherden usw. Außerdem lehrte uns aber die Kenntnis vom Tuberkelbazillus und seiner Lebensweise den Weg der Tuberkulose von dem Kranken zum Gesunden kennen und gab uns damit die Möglichkeit, die Ansteckung zu verhüten.

Die dritte bedeutungsvolle Frage des Tuberkuloseproblems war, ob die Krankheit heilbar ist. Auch hier liegen die ersten zutreffenden Antworten weit zurück. Schon in früheren Jahrhunderten fanden Ärzte gelegentlich bei Leichenöffnungen Veränderungen, die nur als gutartige oder ausgeheilte tuberkulöse Prozesse angesprochen werden konnten. Auch weiß man seit langer Zeit, daß ein Aufenthalt im südlichen Klima die Krankheit günstig beeinflußt. Da aber die ärztliche Kunst noch nicht die leichteren Formen der Tuberkulose beim Lebenden mit Sicherheit erkennen konnte, so galt sie ganz allgemein als eine Erkrankung mit höchst ungünstiger Prognose. Seit der Zeit ist nicht nur die Schwindsucht, d. h. die schwerste Form der Tuberkulose, sondern jede tuberkulöse Erkrankung in weiten Laienkreisen neben dem Krebs die gefürchtetste Krankheit, und die übertriebene Furcht, diese Diagnose zu hören, hindert noch immer Tausende, rechtzeitig den Arzt aufzusuchen. Diese Anschauung hat sich bis auf den heutigen Tag erhalten, obwohl schon seit Beginn des vorigen Jahrhunderts die Stimmen der Ärzte sich mehrten, welche die Heilbarkeit der Tuberkulose lehrten. Den endgültigen Beweis dieser Behauptung erbrachte um die Mitte des vorigen Jahrhunderts Brehmer, und zwar zeigte er, daß hierzu nicht nur der Süden geeignet ist, sondern auch das Klima Deutschlands. 1859 gründete er die erste deutsche Lungenheilstätte in Görbersdorf in Schlesien, aus der viele hundert geheilte Kranke in ihre Heimat zurückkehrten und die neue Lehre verbreiteten. Die Hoffnung, auf diese Weise die Tuberkulose auszurotten, führte dazu, auch für Unbemittelte Volksheilstätten zu errichten. Anfangs lagen diese Bestrebungen in den Händen von Privaten — auch Brehmer nahm Unbemittelte auf — und Vereinen, später wurden sie in größtem Umfang von den Landesversicherungsanstalten übernommen.

Wie zu erwarten, zeigte sich bald, daß die Aussicht auf Heilung um so größer ist, je frühzeitiger die Kranken in Behandlung kommen; und deshalb wurde mit größtem Eifer an der Verfeinerung der Diagnosestellung gearbeitet. Der Erfolg dieser Bemühungen ist, daß wir heute die stattgefundene Ansteckung mit Tuberkelbazillen schon nach wenigen Wochen feststellen können, also oft jahrelang vor Ausbruch der Erkrankung, ja sogar bei solchen Fällen, welche trotz der Ansteckung niemals erkrankten. Und auch die ersten Zeichen der aufflammenden Erkrankung können wir häufig so frühzeitig erkennen, daß ihre Heilung keine Schwierigkeiten macht. Diesen Forschungen verdanken wir es, daß in den verflossenen Jahrzehnten Hunderttausende Lungentuberkulöser in deutschen Lungenheilstätten Heilung gefunden haben, und sie haben so auch erheblich zu dem starken Zurückgehen der Tuberkulosesterblichkeit in den letzten 30 Jahren vor dem Kriege beigetragen. Die Hoffnung aber, daß es durch frühzeitige Behandlung aller Tuberkulösen in absehbarer Zeit gelingen würde, die Tuberkulose auszurotten, hat sich als unerfüllbar erwiesen, denn die Erfahrung lehrt, daß nicht wenig Fälle, schon wenn sie die ersten Zeichen der Erkrankung spüren, so weit fortgeschritten sind, daß eine Heilung nicht mehr möglich ist, und in manchen anderen macht die Erkrankung trotz rechtzeitiger Erkennung und sorgfältiger Behandlung unaufhaltbare Fortschritte. Wir können also nicht sagen, daß jede Tuberkulose, wenn sie rechtzeitig erkannt und behandelt wird, heilbar ist, daß also jeder Tuberkulose-Todesfall gewissermaßen ein vernachlässigter Fall ist, wohl aber sind wir berechtigt, zu behaupten, daß die Mehrzahl der Tuberkulosen bei frühzeitiger Behandlung zu heilen oder doch zum Stillstand zu bringen sind. Die Forderung bleibt also bestehen, daß der Tuberkulöse so frühzeitig wie möglich in ärztliche Behandlung kommen muß; zu ihr gesellt sich aber die Erkenntnis, daß wir auf diesem Wege allein in absehbarer Zeit nicht zum Ziele kommen, sondern mit demselben Eifer die Verhütung der Ansteckung und die Erhöhung der Widerstandskraft betreiben müssen.

So haben die Forschungen insbesondere der letzten Jahrzehnte höchst wertvolle Aufschlüsse über das Wesen der Tuberkulose gebracht. Nicht haben sie uns ein Mittel geschenkt, das in der Hand des Arztes allein oder der Behörden geeignet ist, der Krankheit mit einem Schlage Herr zu werden, wie etwa die Schutzimpfung gegen die Pocken, die Abwässerbeseitigung gegen die Cholera. Eifrigst gehen die Forschungen auch nach diesem Ziele weiter. Ob wir es je erreichen werden, wissen wir nicht. Sicher ist aber, daß wir nicht die Hände in den Schoß legen dürfen, bis es vielleicht einmal erreicht sein wird. Das Zurückgehen der Tuberkulose-Sterblichkeit hat uns gezeigt, daß wir schon jetzt wirksame Waffen im Kampfe gegen die Krankheit besitzen, und es ist daher unsere Pflicht, sie anzuwenden. Die folgenden Ausführungen werden zeigen, daß die meisten in Frage kommenden Mittel einfach und wenig kostspielig sind, sie sind aber derart, daß sie nur zum Teil in der Hand der Ärzte und Behörden liegen; das Wesentlichste muß bei dem heutigen Stand der Wissenschaft die Bevölkerung selbst tun. Der erfolgversprechende Weg aber, die gesamte Bevölkerung zur verständnisvollen Anwendung dieser Mittel in jedem einzelnen Falle und zur Freude an körperlicher Ertüchtigung zu erziehen, ist ein systematischer theoretischer und praktischer Schulunterricht über Körperpflege, Hygiene und Tuberkulose. Der Unterstützung bei diesem Unterricht soll die vorliegende Schrift dienen. Sie enthält naturgemäß mehr, als der Schüler zu wissen braucht, anderseits hat sie sich so weit als möglich auf die Lehren beschränkt, von denen man annehmen kann, daß sie feststehenden Tatsachen entsprechen; auf noch unentschiedene Fragen näher einzugehen, ist hier nicht der Platz.

II. Der Tuberkelbazillus.

Der Erreger der Tuberkulose gehört zu den Pilzen. Es ist der 1882 von Robert Koch entdeckte Tuberkelbazillus. Er hat die Gestalt eines schlanken, leicht gebogenen Stäbchens. Seine Länge beträgt $^1/_{1000}$ bis $^2/_{1000}$ Millimeter. Aus dieser Kleinheit ergibt sich, daß er mit bloßem Auge nicht sichtbar ist, erst bei 800facher Vergrößerung und künstlicher Färbung können wir ihn sehen. Infolge seiner Kleinheit ist es möglich, daß nicht nur in einem Auswurfballen eines Schwindsüchtigen viele Millionen Tuberkelbazillen sich finden können, sondern daß auch in jedem einzelnen der kleinen unsichtbaren Tröpfchen, die ein hustender Tuberkulöser verstreut, mehrere hundert Bazillen Platz haben, ja es sind sogar gelegentlich in 1 Hustentröpfchen über 20 000 Tuberkelbazillen gefunden worden.

Der Tuberkelbazillus vermehrt sich durch Spaltung, jedoch findet diese Vermehrung des den Menschen krankmachenden Tuberkelbazillus nur bei Körpertemperatur statt. Damit ist aber nicht gesagt, daß er außerhalb des Körpers abstirbt, er bleibt vielmehr auch bei Temperaturen von weit unter 0^0 am Leben, kann also ohne Schaden gefrieren.

Trotz seiner außerordentlichen Kleinheit ist sein Bau und seine chemische Zusammensetzung doch höchst kompliziert. Auf Einzelheiten einzugehen, würde zu weit führen, nur das Wesentlichste sei erwähnt. Alles Leben ist an Eiweiß gebunden, und so besteht auch der Leib der Tuberkelbazillen aus Eiweißsubstanzen, die, wie bei den Pflanzen allgemein, durch Zellulose gestützt werden. Das Charakteristische an ihm ist aber seine Umhüllung und Durchtränkung mit Fettsubstanzen. Diese letzteren sind für seine Lebensfähigkeit von größter Bedeutung. Sie bewirken es, daß er zu feinstem Staub austrocknen kann, ohne abzusterben; hierdurch ist zum großen Teil seine lange Lebensfähigkeit außerhalb des menschlichen Körpers bedingt. Auch verleiht ihm die Fettimprägnation eine weitgehende Widerstandsfähigkeit gegen Chemikalien. So kommt es, daß die Tuberkelbazillen durch Desinfizientien viel schwerer abzutöten sind als viele andere Bakterien. Erst 12 bis 24 Stunden langes Einwirken von verhältnismäßig konzentrierten Lösungen von Lysol, Sublimat usw. oder 4stündiges Einwirken von Alkalysol oder Sputamin tötet sie ab. Erschwert wird die Abtötung, wenn die Bazillen in zähen Auswurfballen eingehüllt sind, in welche die Desinfizientien nur langsam eindringen. Nebenbei sei bemerkt, daß die Färbemethoden, welche es uns ermöglichen, den Tuberkelbazillus von anderen Bakterien zu unterscheiden, sich ebenfalls die Eigenschaften dieser charakteristischen Fettimprägnation zunutze machen. Wenn so das Fett den Tuberkelbazillus vor Eintrocknen und Chemikalien schützt, so bedeutet es in anderer Hinsicht eine Gefahr für ihn. Das Licht zersetzt das Fett und tötet damit die Bazillen. Die Geschwindigkeit, mit der dies geschieht, hängt von der Widerstandsfähigkeit des vorliegenden Bakterienstammes ab, manche sterben in direktem Sonnenlicht schon nach wenigen Stunden, andere erst nach 1—2 Tagen. Etwas länger halten sie diffusem Tageslicht stand. So ist das Sonnenlicht ein wertvolles Desinfektionsmittel für Tuberkulose. Man darf aber auch seine Wirkung nicht überschätzen. Es wirkt nur da, wo es hintrifft; seine desinfizierende Kraft kann es daher nur auf der Oberfläche ausüben und nicht auf Bazillen, die tiefer in die Gegenstände gelangt sind oder im Schatten liegen. Auch zu tieferliegenden Organen — Knochen, Gelenken, der Lunge usw. — gelangt das Sonnenlicht nicht, und seine Heilwirkung bei tuberkulösen Erkrankungen dieser Organe beruht nicht auf der Abtötung der Bazillen, sondern auf der günstigen Beeinflussung der lebenden Zellen des menschlichen Körpers.

Da Hitze aus lebendem Eiweiß totes Eiweiß macht, wie man an dem Hartwerden des Hühnereies beim Kochen sehen kann, besitzen wir in der Hitze das sicherste Mittel, alle Bakterien, mithin auch die Tuberkelbazillen, abzutöten. Man kann sie mit Erfolg in jeder beliebigen Form anwenden: Verbrennen des tuberkulösen Materials, Kochen, Erhitzen durch Dampf oder heiße Luft usw.

Welche der genannten Mittel man zum Abtöten der Tuberkelbazillen verwendet, hängt von dem Stoff ab, an dem sie haften, und davon, ob man denselben erhalten muß oder nicht. Auswurf oder mit Bazillen beschmutzte unbrauchbare Binden, Zeitungen usw. wird man am besten verbrennen, Wäsche auskochen oder in 5%iges Alkalysol 4 Stunden legen, geleimte Gegenstände mit Formalin desinfizieren, wertvolle empfindliche Gegenstände sonnen, falls die Bazillen so oberflächlich sitzen, daß die Sonne herankommen kann.

Endlich sei erwähnt, daß sich durch Anpassen an den Wirtsorganismus verschiedene Tuberkelbazillenarten entwickelt haben: Typus humanus (beim Menschen), Typus bovinus (beim Rind),

Typus gallinaceus (beim Geflügel). Auch Kaltblüter-Tuberkelbazillen kennen wir. Außer beim Menschen und den genannten Tieren kommt die Tuberkulose spontan oder durch künstliche Impfung vor bei Hunden, Pferden, Kaninchen, Meerschweinchen usw. Von praktischer Bedeutung für die Tuberkulose beim Menschen ist in erster Linie der Menschentuberkelbazillus, doch kann auch der Rindertuberkelbazillus beim Menschen eine Tuberkulose hervorrufen. Kaltblütertuberkelbazillen von Schildkröte, Blindschleiche usw., welche für den Menschen wenig gefährlich sind, hat man zu dem Versuch einer Schutzimpfung gegen Tuberkulose verwendet (u. a. das vielgenannte Friedmannsche Mittel), bis jetzt jedoch ohne Erfolg. Die Fähigkeit der Meerschweinchen, auf Menschentuberkelbazillen mit lebhafter Erkrankung zu reagieren, ist von großer praktischer Bedeutung, weil sie uns ermöglicht, in Organen, Ausscheidungen aller Art usw. die Anwesenheit lebender, krankmachender (virulenter) Tuberkelbazillen nachzuweisen.

III. Die Ansteckungswege der Tuberkulose.

Die Tatsache, daß die Tuberkulose eine ansteckende Krankheit ist, wird jetzt allgemein anerkannt. Die Nutzanwendung aber, welche aus dieser Kenntnis gezogen wird, ist bei den verschiedenen Menschen grundverschieden. Die einen sind von einer stark übertriebenen Bazillenfurcht beseelt und lassen sie die Kranken bisweilen in geradezu brutaler Art fühlen, die anderen sind stumpf und gleichgültig, sie meinen, „wenn es so gefährlich wäre, hätte ich mich längst angesteckt“ oder aber auch „wenn wir uns anstecken sollen, tun wir es doch“. Dieses törichte Verhalten einer so wichtigen Angelegenheit gegenüber, erklärt sich nur aus Unkenntnis. Die falsche Vorstellung, daß in einem von einem Lungenkranken bewohnten Raum alle Stäubchen, die man im Sonnenstrahl leuchten sieht, Tuberkelbazillen enthalten, oder daß der Raum, in dem ein hustender und sprechender Schwindsüchtiger sich aufhält, von einem Nebel tuberkelbazillenhaltiger Tröpfchen erfüllt ist, läßt einen Schutz vor Ansteckung für die nähere Umgebung des Kranken unmöglich erscheinen. In Wirklichkeit sind die Verhältnisse viel klarer, einfacher und längst nicht so gefährlich, und wenn man nur weiß, welche Wege die Bazillen gehen, ist es nicht allzu schwer, sich zu schützen. Es ist deshalb dringend notwendig, daß jedermann über die Ansteckungswege der Tuberkelbazillen genau unterrichtet ist.

Der Auswurf. Die größte Menge der Tuberkelbazillen wird mit dem Auswurf entleert. Wie schon erwähnt, können sich in einem Auswurfballen viele Millionen Bazillen befinden. Bazillenhaltiger Auswurf muß also sorgfältig unschädlich gemacht werden. Da man aber bei dem oft schleichenden Beginn und den ganz verschiedenen Verlaufsformen der Tuberkulose bei keinem, der Auswurf entleert, ohne genaue bakteriologische Untersuchung sicher sein kann, ob nicht Tuberkelbazillen darin sind, so muß verlangt werden, daß jeder, gleichgültig, ob er weiß, daß er tuberkulös ist oder nicht, mit seinem Auswurf vorsichtig ist. Aus demselben Grunde muß erreicht werden, daß jeder Auswurf bakteriologisch untersucht wird. Bei der Schuljugend ist es die Aufgabe der Lehrer, auf hustende Kinder zu achten und für die Untersuchung des Auswurfs in jedem Falle Sorge zu tragen. Fällt eine Auswurfsuntersuchung negativ aus, so ist sie bei fortbestehendem Verdacht in kurzer Zeit öfter zu wiederholen, denn auch bei ansteckend Tuberkulösen findet man nicht in jeder Probe Bazillen.

In Orten, in welchen eine bakteriologisch einwandfreie Kanalisation sich findet, bestehen keine Bedenken, den Auswurf in das Klosett oder in den Ausguß zu entleeren, falls nachgespült wird. Kranke, die nicht jedesmal beim Ausspeien zum Klosett oder Ausguß gehen können oder die an Orten leben, wo eine einwandfreie Kanalisation nicht besteht, sollen in ihrer Stube an leicht zu erreichender Stelle einen Spucknapf stehen haben. Derselbe muß mit einem Deckel bedeckt sein, damit Fliegen sich nicht auf den Auswurf setzen können und die Bazillen von dort auf Menschen, Lebensmittel, Gebrauchsgegenstände übertragen können. In der Stettiner Fürsorgestelle haben sich zu diesem Zwecke kleine Henkeltöpfe aus emailliertem Eisen bewährt, die den Kranken unentgeltlich geliehen werden. In die Töpfe tut man etwas Wasser oder desinfizierende Flüssigkeit, um das Ankleben des Auswurfs zu verhindern und die Reinigung zu erleichtern. Auch in jedem Klassenzimmer der Schulen, in Warteräumen, Bureaus usw. sollte ein derartiger Spucktopf auf einem kleinen Wandbrett stehen. Auf dem Fußboden stehende Spucknäpfe sind zu verwerfen, da es leicht vorkommt, daß daran vorbeigespuckt wird, da ferner Spielzeug (Bälle usw.) hineinfallen kann oder Hunde, Fliegen usw. den Auswurf aus denselben verschleppen können.

Außerdem sollen nichtbettlägerige Kranke stets eine Taschenspuckflasche bei sich tragen. Gegen diese Taschenspuckflaschen wird oft eingewendet, daß sie unbequem zu handhaben sind, und daß die Kranken an ihrer Benutzung von Gesunden gehindert werden, welche sich vor derartigen Kranken zurückziehen. Eine Umfrage bei mehreren hundert ansteckenden Tuberkulösen Stettins hat ergeben, daß diese Bedenken nicht gerechtfertigt sind. Die

Taschenspuckflasche ist ihnen die bequemste und appetitlichste Methode zum Auffangen des Auswurfs, und Belästigungen durch Gesunde kommen da, wo die Bevölkerung in diesen Dingen einigermaßen geschult ist, kaum vor.

Ganz zu verwerfen ist die Entleerung des Auswurfs in das Taschentuch. Das Taschentuch müßte mindestens einmal, am besten mehrmals täglich gewechselt werden, um ein Eintrocknen des Auswurfs an ihm zu flugfähigem Staub zu verhindern, und dazu sind gerade die Kranken der unbemittelten Kreise, bei denen die Tuberkulose am häufigsten vorkommt, kaum zu erziehen. Dazu kommt, daß am Taschentuch haftender Auswurf verschmiert wird, und zwar nicht nur an den Händen und Taschen des Kranken, sondern auch an den Sofas, Stühlen und Tischen, da besonders die Frauen ganz allgemein die schlechte Angewohnheit haben, ihr Taschentuch nicht in der Tasche zu haben, sondern hinter sich auf ihrem Sitz. Ferner spricht gegen die Verwendung des Taschentuchs zum Auffangen des Auswurfs, daß die Eltern immer wieder ihre Taschentücher dazu benutzen, den Kindern das Gesicht zu putzen. Da nun, auch wenn der Auswurf nicht in das Taschentuch entleert wird, trotzdem Bazillen in dasselbe gelangen, z. B. beim Abwischen von Mund und Bart, oder wenn es beim Husten vor den Mund gehalten wird, so sind die Lungenkranken (aber auch jeder andere Mensch) zu erziehen, das Taschentuch möglichst oft zu wechseln, es nicht auf Stühlen, Sofas usw. herumzuschmieren, Kindern nicht mit einem benutzten Taschentuch das Gesicht abzuwischen; mit einem Wort, das gebrauchte Taschentuch ist als ein Gegenstand zu behandeln, der wenig appetitlich ist und geeignet, allerlei Krankheiten zu übertragen.

Die Entleerung und Reinigung der Speigefäße und Unschädlichmachung des Auswurfs soll so lange als möglich der Kranke selbst vornehmen. Wenn das infolge der Schwere der Erkrankung nicht mehr geht, soll es ein verständiger Erwachsener tun. Kindern darf diese Aufgabe nie übertragen werden. Nach der Reinigung sind die Hände gründlich, am besten unter fließendem Wasser zu säubern.

Am sichersten wird der Auswurf durch Kochen mitsamt der Spuckflasche in einem nur diesem Zwecke dienenden Topf unschädlich gemacht oder im Herdfeuer auf zusammengeknülltem Papier verbrannt. Wo Kanalisation besteht, kann er in den Abort entleert werden. Auf dem Lande kann man den Auswurf durch Vergraben beseitigen. Auf keinen Fall soll er auf den Mist geschüttet werden, da er hier zur Erkrankung von Tieren führen kann.

Die Speigefäße sollen vor der Reinigung desinfiziert werden. Das geschieht bei den emaillierten Spucktöpfen, indem man sie mit Sodawasser füllt und auf den Herd stellt, bis das Wasser etwa $^1/_4$ Stunde gekocht hat. Die Taschenspuckflaschen legt man in einen mit Sodawasser gefüllten Topf, eventuell in den Spucktopf und kocht sie etwa $^1/_4$ Stunde. Man kann auch Auswurf und Auswurfgefäße dadurch unschädlich machen, daß man sie 4 Stunden in eine 5%ige Lösung von Alkalysol oder Sputamin legt, doch ist zu bedenken, daß gelegentliche Vergiftungen vorkommen können, wenn sich so starke Gifte im Haushalt befinden. Genauere Angaben über die Desinfektionsweisen erteilen die Fürsorgestellen für Lungenkranke.

In der Schule schützt man sich vor infektiösem Auswurf am sichersten, indem man bazillenauswerfende Lehrer, Kinder, Hausmeister für die Dauer der Erkrankung von der Schule fernhält. Da aber stets einige Zeit vergeht, bis die Bazillen nachgewiesen werden, sollen, wie erwähnt, in jeder Klasse Spucktöpfe aufgestellt werden, die jeder benutzen muß, der Auswurf entleert.

Die eifrige Aufklärungsarbeit der verflossenen Jahrzehnte hat erreicht, daß eine wesentliche Besserung in bezug auf die Unschädlichmachung tuberkulösen Auswurfs eingetreten ist. Insbesondere kommt es kaum noch vor, daß in geschlossenen Räumen auf den Boden gespuckt wird. Auf der Straße geschieht es leider noch allzuoft. In manchen Orten, z. B. Davos in der Schweiz, wird das Ausspucken auf der Straße polizeilich bestraft. Es wäre gut, wenn auch bei uns eine derartige Bestimmung eingeführt würde. Die erfreuliche Tatsache, daß in geschlossenen Räumen kaum noch auf den Boden gespuckt wird, zeigt, daß es gelingt, durch Belehrung auch in hygienischen Dingen erziehend auf das Volk einzuwirken, und sie macht es uns deshalb zur Pflicht, nun auch für eine zuverlässige Hustendisziplin zu sorgen, die z. Z. noch sehr viel zu wünschen übrigläßt.

Die Tröpfcheninfektion. Beim Husten stößt der Kranke kleine Tröpfchen aus. Die größeren dieser Tröpfchen kann man sichtbar machen, indem man gegen eine Glasscheibe husten läßt. Viele der Tröpfchen sind aber so klein, daß sie mit bloßem Auge nicht gesehen werden können, und gerade in ihrer Kleinheit liegt ihre Gefährlichkeit, denn infolge derselben schweben sie längere Zeit in der Luft und können vom Gesunden bis in die tiefsten Lungenteile eingeatmet werden. Die mikroskopische Untersuchung hat gezeigt, daß diese Tröpfchen nicht selten Tuberkelbazillen enthalten. 1000 und mehr Bazillen, ja schon über 20 000 sind in einem Hustentröpfchen gezählt. Diese Hustentröpfchen, welche die Bazillen direkt vom Kranken in die Lungen der Gesunden übertragen, bilden wohl den häufigsten und gefährlichsten Ansteckungsweg der Tuberkulose; aber wir kennen die Bedingungen dieser Infektionsart so genau, daß wir uns weitgehend vor ihr schützen können. Die Tröpfchen fliegen, wenn sie nicht von seitlichen Luftströmen abgetrieben werden, in der Richtung des Hustenstoßes, und zwar nur bis 1 (selten bis 2) Meter weit und sinken in dieser Entfernung meist schon nach wenigen Minuten zu Boden. Wenn also jeder beim Husten sich etwa 1—2 Meter von anderen entfernt hält, wenn er ferner nicht in der Richtung nach einem anderen hustet, und wenn er endlich beim Husten die Hand (am besten den Handrücken der linken Hand) oder ein Taschentuch, das dann aber täglich wenigstens einmal zu wechseln ist, vor den Mund hält, so kann man die Tröpfcheninfektion mit einiger Sicherheit vermeiden. In der Schule wird dies dadurch erleichtert, daß man hustende Kinder, solange sie überhaupt die Schule besuchen, auf die vorderste Bank setzt, und daß hustende Lehrer sich in entsprechender Entfernung von der Klasse halten, also möglichst auf dem Katheder bleiben und den Kopf beim Husten zur Seite wenden. Jeder Lehrer sollte auf das strengste darauf achten, daß jedes hustende Kind diese einfachen Maßnahmen befolgt: 1 Meter Abstand, nicht anhusten, Hand vorhalten!

Auch beim Sprechen werden Tröpfchen entleert, wie man leicht feststellen kann, wenn man gegen eine Fensterscheibe spricht. Es liegt deshalb nahe, von sprechenden Tuberkulösen dieselben Vorsichtsmaßregeln zu verlangen wie von hustenden, doch sind zwei von ihnen — das Handvorhalten und das Abwenden des Kopfes — nicht durchführbar. Während jeden erzogenen Menschen schon das Reinlichkeitsgefühl veranlaßt, niemand ins Gesicht zu husten, empfinden wir es beim Sprechen geradezu als taktlos, den Angesprochenen nicht anzusehen oder die Hand vor den Mund zu halten. Es kann also nur die dritte Forderung aufrechterhalten werden, daß nämlich der Lungenkranke beim Sprechen nicht zu nahe an Gesunde herangeht, sondern sich etwa 1 Meter entfernt hält. Die Forderung genügt aber auch vollkommen, da die beim Sprechen entleerten Tröpfchen größer sind als die Hustentröpfchen und deshalb nicht so weit fliegen, auch enthalten sie nicht so oft und im allgemeinen nicht soviel Tuberkelbazillen wie die Hustentröpfchen. In der Schulklasse wird die Infektion beim Sprechen vermieden, indem die hustenden Kinder auf der vordersten Bank sitzen und die hustenden Lehrer sich in entsprechender Entfernung halten.

Natürlich streut ein Lungenkranker auch beim Niesen bazillenhaltige Tröpfchen aus. Wegen der großen Kraft des Luftstoßes beim Niesen fliegen diese Tröpfchen mehrere Meter weit. Es ist selbstverständlich, daß die Kinder dazu zu erziehen sind, beim Niesen das Taschentuch vorzuhalten. Damit werden die Bazillen abgefangen.

Nebenbei sei bemerkt, daß die genannten Maßnahmen gegen die Tröpfcheninfektion nicht nur die Ansteckung mit Tuberkulose verhindern, sondern auch mit Schnupfen, Grippe, Influenza, Diphtherie und anderen Krankheiten, ganz abgesehen davon, daß sie den einfachsten Forderungen des Anstandes, der Rücksichtnahme auf die Mitmenschen und der Sauberkeit entsprechen. Trotzdem kann man auch bei angeblich Gebildeten täglich in der Straßenbahn und im sonstigen Verkehr Verstöße gegen diese Forderungen erleben. Hier liegt eine nicht zu unterschätzende Aufgabe der Erziehung vor, an der sich die Schule beteiligen muß und mit bestem Erfolg beteiligen kann.

Von Laien wird auch der Hauch der Tuberkulösen noch oft als ansteckend bezeichnet. Das ist nicht der Fall. Der Hauch ist keimfreier Wasserdampf, er wird mit so geringer Kraft ausgestoßen, daß er nicht vermag, die am Schleim des Mundes und der Luftwege haftenden Bazillen mitzureißen.

Die Staubinfektion. Da Tuberkelbazillen zu feinem, flugfähigem Staub eintrocknen können, ohne abzusterben, so ist auch eine Ansteckung durch Einatmen von tuberkelbazillenhaltigem Staub möglich. In den Staub gelangen die Tuberkelbazillen in größten Mengen dann, wenn auf den Boden entleerter Auswurf Schwindsüchtiger eintrocknet. Eine strenge Spuckdisziplin, wie sie oben beschrieben wurde, ist deshalb die wichtigste Maßnahme gegen die Staubinfektion. Weiter kommen Tuberkelbazillen in den Staub mit den beim Husten, Sprechen und Niesen Tuberkulöser entleerten Tröpfchen. Eine derartige Verunreinigung der Umgebung des Kranken ist unvermeidlich, da es nicht gelingt, alle beim Husten oder gar beim Sprechen ausgestoßenen Tröpfchen aufzufangen, ehe sie zu Boden sinken. Sie ist aber nicht so gefährlich wie die Verunreinigung mit Auswurf, weil die Zahl der so verstreuten Bazillen viel geringer ist. Dazu kommt, daß diese Tröpfchen zunächst festkleben und einige Zeit vergeht, ehe sie zu flugfähigem Staub eingetrocknet und verrieben sind. Wenn man alle Stellen der Wohnung, auf die derartige Tröpfchen gefallen sein können, einmal täglich feucht aufwischt, so dürften die meisten Bazillen beseitigt sein, ehe sie zu flugfähigem Staub werden. Endlich kann an Taschentüchern, Händen oder Gebrauchsgegenständen aller Art haftender bazillenhaltiger Schleim vertrocknen und verstäuben. Hiergegen schützt Sauberkeit in jeder Hinsicht, tägliches Wechseln der Taschentücher, häufiges Händewaschen und ebenfalls tägliches, feuchtes Aufwischen. Selbstverständlich ist es zweckmäßig, in den Wohnungen von Lungenkranken Staubfänger aller Art (Portieren, verdunkelnde Fenstervorhänge, Nippsachen usw.) zu beseitigen.

Um in der Schule die Staubinfektion zu verhüten, sind vor allen Dingen offen tuberkulöse Lehrer und Kinder vom Unterricht fernzuhalten. Da dies nicht immer gleich zu Beginn der Erkrankung gelingt, so ist ferner für Husten- und Spuckdisziplin, wie sie oben geschildert wurde, zu sorgen. Die Fußböden müssen fugenlos sein, am besten mit Linoleum belegt oder aus hartem, nicht faserndem Holz. Sie müssen mindestens zweimal wöchentlich feucht aufgewischt werden (s. Anhang: Erlaß des Preußischen Kultusministeriums vom 9. 7. 1907). Ferner ist durch Ölen der Fußböden die Staubentwicklung zu erschweren. Kinder dürfen nicht zum Reinigen der Schulzimmer verwendet werden. Oft wird von den Lehrern über den Staub auf den Schulhöfen geklagt. Derselbe ist zwar im allgemeinen nicht als sehr infektiös zu betrachten, denn die meisten Bazillen, die in ihn gelangen, dürften, ehe sie eingeatmet werden, von der Sonne getötet oder vom Regen weggespült sein. Da aber der beim Turnen und Spielen aufgewirbelte Staub, zumal wenn er mit offenem Munde eingeatmet wird, sehr wohl die Lunge reizen kann, so ist durch Sprengen mit Wasser für seine Bindung zu sorgen.

Die Schmierinfektion. Ferner kann die Tuberkulose durch Berührung tuberkulösen Materials erworben werden. Der Möglichkeiten gibt es viele: die kranke Mutter wischt mit einem tuberkelbazillenbeschmutzten Taschentuch dem Kinde das Gesicht ab; das Kind benutzt — was gar nicht selten vorkommt — die Zahnbürste des kranken Vaters; oder es ißt mit dem Eßbesteck des Kranken die von ihm übriggelassenen Speisen von seinem Teller; es berührt Spielzeug, das in den Spucknapf fiel, es wird vom Kranken geküßt, oder ihm wird ein Lutscher in den Mund gesteckt, der mit unsauberen Händen berührt ist oder vorher auf den Fußboden gefallen war usw. Um diese Art der Ansteckung zu vermeiden, ist es nötig, daß der Kranke alle Gegenstände des täglichen Gebrauchs für sich hat, als da sind Eß-, Trink- und Waschgeschirr, eigenes Bett, Handtuch usw. Ferner ist der Kranke und seine Umgebung daran zu gewöhnen, daß er jede direkte Berührung mit Gesunden möglichst vermeidet. Endlich ist für größte Sauberkeit am Körper des Kranken und seiner Angehörigen und in seiner ganzen Wohnung zu sorgen.

Seltenere Übertragungsarten. Als seltenere Infektionsquelle für Tuberkulose kommt in Frage: die Milch eutertuberkulöser Kühe; man soll deshalb nur aufgekochte Milch genießen. Bemerkt sei, daß man die Rindertuberkelbazillen nur selten als Erreger der Lungentuberkulose der Menschen findet, sehr häufig aber als Ursache der Tuberkulose der Bauchorgane (Drüsen, Bauchfell, Darm) der Kinder (Lydia Rabinowitsch fand Rindertuberkelbazillen in 70% derartiger Fälle), auch bei Hals- und Achseldrüsentuberkulose sind sie nicht selten (24%), hier ist als Eintrittspforte der Mund anzusehen. Als weitere Infektionsquellen sind zu nennen Urin von Nierentuberkulösen, Stuhl von Darmtuberkulösen, Eiter von tuberkulösen Wunden; diese Substanzen sind deshalb sorgfältig zu beseitigen, eventuell mit Kalk zu desinfizieren, Binden sind auszukochen oder zu verbrennen. Auch Fliegen können gelegentlich die Überträger sein, wenn sie erst auf tuberkulösem Auswurf und dann auf Lebensmitteln oder gar den Lippen eines Gesunden gesessen haben. Hier ist ferner die Unsitte mancher Mütter zu erwähnen, den Löffel mit der Nahrung des Kindes erst in den Mund zu nehmen, ehe sie füttern. Das kann natürlich, wenn die Mutter krank ist, für das Kind verhängnisvoll werden.

An dieser Stelle sei kurz der Wohnungsdesinfektion gedacht. Sie wird meist durchgeführt, wenn ein Tuberkulöser stirbt oder die Wohnung verläßt, weil er in eine Krankenanstalt geht oder eine neue Wohnung bezieht. Hier ist sie durchaus nötig, um die Menschen, welche nach dem Kranken die Wohnung beziehen oder gar seine Gebrauchsgegenstände benutzen, vor Ansteckung zu bewahren. Es darf aber nicht vergessen werden, daß diese Wohnungsdesinfektionen (sogenannte Schlußdesinfektionen) den Angehörigen des Kranken, welche während der Dauer der Krankheit die Wohnung mit ihm teilen, wenig nützen; für sie ist vielmehr das Wichtigste die „fortlaufende Desinfektion", d. h. die ständige Reinhaltung der Wohnung mit Wasser und Seife, Scheuerlappen und Scheuerbürste, die Unschädlichmachung des Auswurfes, die Verhütung der Tröpfchen-, Staub- und Schmierinfektion.

So vielseitig alle diese Übertragungswege und Verhütungsmaßnahmen auch erscheinen, so sind sie doch im Grunde ganz einfach. Letzten Endes kommt alles auf folgendes heraus: **Rücksichtnahme beim Husten** (1 Meter Entfernung, Hand vorhalten, nicht anhusten) **und Sprechen** (1 Meter Entfernung), **Sauberkeit am Kranken und seiner ganzen Umgebung, mäßige Entfernung**

von den Gesunden durch körperliche Zurückhaltung (ca. 1 Meter), **eigene Gebrauchsgegenstände, saubere Beseitigung des Auswurfs.**

Trotz dieser Einfachheit der Maßnahmen gehört eine gewisse Gewöhnung und Übung von seiten des Kranken und seiner Angehörigen dazu, sie stets zu befolgen. Um ihnen das zu erleichtern, schicken die Fürsorgestellen für Lungenkranke Schwestern in die Wohnung der Kranken, welche die Kranken unterweisen und die nötigen Vorkehrungen treffen. Es wird dafür gesorgt, daß der Kranke sein eigenes Bett, Eß-, Trink- und Waschgeschirr usw. hat, daß er allein in einer Stube schläft oder, wenn das nicht durchführbar ist, daß er nur mit einem Erwachsenen das Schlafzimmer teilt, die Betten etwa 2 Meter von einander entfernt stehen und das Bett des Kranken an einer möglichst hellen Stelle steht. Es wird ferner veranlaßt, daß sich die Kinder nicht im Schlafraum des Kranken aufhalten, und daß sie im Wohnraum ihren Platz vom Kranken entfernt benutzen: pflegt der Kranke an dem einen Fenster zu sitzen, so erhalten die Kinder ihren Platz zum Spielen und für die Schularbeiten am anderen Fenster, hat der Kranke seinen Sofaplatz an einem Ende des Tisches, so müssen die Kinder möglichst am entgegengesetzten Ende sitzen und dürfen das Sofa nicht benutzen. Täglich ist die Wohnung feucht aufzuwischen. Kranke und Gesunde müssen sich soviel als möglich außerhalb der Wohnung, am besten in einem eigenen Garten aufhalten. Möglichst früh sind die Kinder, zumal wenn die Mutter krank ist, daran zu gewöhnen, sich selbst anzuziehen und zu versorgen. Am gefährdetsten sind Säuglinge oder kleine Kinder in dem Alter, in dem sie auf den Schoß genommen werden, um Sprechen zu lernen (vom Munde ablesen), oder in dem sie auf dem Fußboden spielen. Jedoch gelingt es auch hier nicht selten, den Kranken zu erziehen, sich von dem Kinde fernzuhalten.

Die Erfahrungen der Stettiner und Danziger Fürsorgestelle haben gelehrt, daß es mit den genannten Mitteln gelingt, Kinder, die in dem engen Haushalt unbemittelter Schwindsüchtiger leben, vor der Ansteckung mit Tuberkulose zu bewahren.

Man könnte meinen, daß die strenge Durchführung dieser Maßnahmen geeignet wäre, die Liebe der Angehörigen zu den Kranken in Furcht zu verwandeln. Das ist aber, wie ich aus vielhundertfacher Erfahrung weiß, durchaus nicht der Fall. Auch braucht man kein Bedenken zu haben, die Kinder tuberkulöser Eltern in diesen Maßnahmen und über ihre Bedeutung zu unterrichten: gerade die Kinder sind geeignet, in diesen Dingen Erzieher der Familie zu sein, da bei ihnen die Angewohnheiten des täglichen Lebens noch nicht so fest wurzeln wie bei Erwachsenen und die Worte des Arztes und Lehrers auf sie oft einen größeren Eindruck machen als auf Erwachsene. Auch leidet, wenn diese Aufklärung richtig und taktvoll gemacht wird, der Respekt vor den Eltern nicht darunter. Ich habe seit langer Zeit besondere Sprechstunden für die Kinder schwindsüchtiger Eltern abgehalten und sie bei der Gelegenheit stets über ihre Kenntnisse von den genannten Vorsichtsmaßregeln in Gegenwart der Eltern geprüft. Nie haben sich die Eltern darüber beschwert, sie ermunterten vielmehr die Kinder, richtig zu antworten, und waren sichtlich stolz und erfreut, wenn die Kinder gut Bescheid wußten und versicherten, daß der Kranke sie nie küßt, daß sie nicht so nahe an ihn herangehen usw. Selbstverständlich darf man nicht versäumen, immer wieder darauf hinzuweisen, daß da, wo der Kranke vorsichtig, verständig und sauber ist, eine nennenswerte Gefahr für die Umgebung nicht besteht, daß derartige Kranke wegen ihrer Gewissenhaftigkeit zu achten sind und man ihnen ihr Leiden nicht durch unnötige Angst vor ihnen noch erschweren darf. Anderseits muß die Kenntnis verbreitet werden, daß unvorsichtige Lungenkranke schuld daran sind, daß immer wieder neue Erkrankungen entstehen.

IV. Die Widerstandsfähigkeit gegen die Tuberkulose.

Es gibt eine sehr einfache, vollkommen ungefährliche Hautprobe mit Tuberkulin, welche anzeigt, ob sich ein Mensch schon einmal in seinem Leben mit Tuberkelbazillen infiziert hat. Beim Neugeborenen fällt diese Reaktion negativ aus, ein Zeichen, daß die Tuberkulose nicht vererbbar ist. Es ist wichtig, das zu wissen, denn unvorsichtige Schwindsüchtige lehnen nicht selten Vorsichtsmaßregeln ab mit der Begründung, das Kind hätte die Krankheit doch schon geerbt. Auch in den ersten 4 Lebensjahren, solange also das Kind sich fast nur im Kreise seiner Familie aufhält, fällt die Hautprobe meist negativ aus, positiv im allgemeinen nur dann, wenn sich in der Familie ein ansteckend Tuberkulöser befindet. Nach dem 4. Lebensjahr aber, wenn das Kind mehr mit Fremden zusammenkommt, wird sie immer öfter positiv. Und um das 15. Lebensjahr ist fast jeder Mensch einmal mit Tuberkelbazillen infiziert worden. Diese auffallende Beobachtung legt zwei Fragen nahe: 1. Wenn sich doch jeder Mensch mit Tuberkulose ansteckt, wozu dann alle die Vorsichtsmaßregeln? 2. Wie kommt es, daß sich alle Menschen mit Tuberkulose anstecken und doch durchaus nicht jeder erkrankt?

Die erste Frage ist schnell beantwortet: Es ist richtig, daß wir nicht jede Ansteckung verhüten können. Das ist aber auch nicht unbedingt nötig. Viel ist schon gewonnen, wenn wir häufige und massige Infektionen verhüten — und das können wir mit den oben beschriebenen Maßnahmen sehr gut — denn je häufiger und massiger die Infektion ist, um so sicherer folgt ihr die Erkrankung, und um so schwerer verläuft dieselbe.

Hiermit ist auch schon die zweite Frage zum Teil beantwortet. Doch hängt der Ausbruch der Erkrankung nicht nur von Massigkeit und Häufigkeit der Infektion ab, auch mehrere andere Faktoren spielen eine Rolle. Von großer Bedeutung ist die Zeit der Infektion. Je jünger das Kind ist, wenn es angesteckt wird, um so ungünstiger ist die Prognose. Deshalb berücksichtigen unsere Schutzmaßnahmen vor allem die Kinder. Sie sollen soviel als möglich vom ansteckend Tuberkulösen entfernt werden. Ein Erwachsener erkrankt nicht so leicht, wenn er sich auch einmal ansteckt. Er kann deshalb, wenn er nur sauber und vorsichtig ist, unbedenklich den Tuberkulösen pflegen. Die Erklärung hierfür gebe ich später.

Ob der Ansteckung eine Erkrankung folgt, hängt ferner in hohem Maße von dem Kräftezustand des Angesteckten ab. Es ist eine Ärzten und Laien seit langem bekannte Tatsache, daß schwächliche Menschen öfter an Tuberkulose erkranken als kräftige, ferner daß die Tuberkulose nicht selten im Anschluß an schwächende Erkrankungen und Entbindungen auftritt, und endlich, daß sie sich besonders häufig bei Menschen findet, die unter ungünstigen Bedingungen leben: schlechte Wohnung, ungenügende Ernährung, die Gesundheit schädigende Arbeit.

Nächst der Verhütung der Ansteckung ist also die zweite wichtige Aufgabe der Tuberkulosebekämpfung, für körperliche Ertüchtigung der gesamten Bevölkerung zu sorgen. Die Hauptmittel hierzu: körperliche Übung, frische Luft, Licht und Sauberkeit stehen auch den Unbemittelten in vollem Umfange zur Verfügung. Und auch eine genügende Ernährung dürfte sich bei den heutigen Arbeitslöhnen und Unterstützungen ein jeder beschaffen können. Selbst die Wohnungsnot kann durch richtige Benutzung und Instandhaltung der Wohnung, wenn auch nicht beseitigt, so doch gemildert werden. Es kommt nur darauf an, und zwar heute mehr als je, die Bevölkerung zu erziehen, alle diese Mittel auch wirklich in möglichst hohem Maße auszunutzen, ihre arbeitsfreie Zeit richtig zu verwenden und unzweckmäßige Lebensweise, Laster, unnötige Geldausgaben zu vermeiden. Hier ist den Schulen eine Aufgabe von größter Bedeutung für das Schicksal unseres Volkes nicht nur in bezug auf die Tuberkulosebekämpfung, sondern die körperliche Ertüchtigung überhaupt gestellt. Sie können diese Aufgabe besser als irgendeine andere Stelle erfüllen, da durch ihre Hand die gesamte Bevölkerung in dem Lebensalter geht, in welchem sie für Belehrung am meisten zugänglich ist. Auch besitzt die Schule schon die meisten hierzu nötigen Einrichtungen: Turn- und Spielstunden, Atemübungen sind eingeführt, Turnhallen, Turnplätze, Schulbäder, Ferienkolonien, Schulspeisungen und viele andere höchst wertvolle Einrichtungen sind vorhanden. Die Schulärzte, die mit Hilfe der Lehrer und Schulschwestern überall die Gesundheit der gesamten Schuljugend in fortlaufenden Reihenuntersuchungen überwachen sollten, ermöglichen einem jeden einzelnen Kinde angepaßte Benutzung der genannten Einrichtungen. Sie sollen dafür sorgen, daß durch Anwendung des rechten Maßes von körperlicher Betätigung und Ruhe ein möglichst guter Kräftezustand erreicht wird, und daß Schäden durch Trägheit einerseits, aber auch durch sportliche Überanstrengung anderseits vermieden werden. Sie sollen durch zweckmäßige Anwendung von Bädern und Duschen und Bewegung in frischer Luft die Kinder abhärten und sie damit vor Erkältung schützen. Sie sollen durch Auswahl der bedürftigen Kinder für die Schulspeisungen der weitverbreiteten Unterernährung der Schuljugend entgegenarbeiten. Auch die Erziehung zur Sauberkeit ist ein höchst wichtiger Teil der Gesundheitspflege. Leider versagen hier die Schulen fast vollkommen. Der frühere Münchner Schularzt, jetzt Tuberkulosearzt Professor Dr. Ranke, schreibt hierüber folgendes:

„Heute sind die Verhältnisse noch so, daß es keine Volksschule in Deutschland — aber auch in keinem anderen Lande der Erde — gibt, in der das Kind auch nur die elementarsten Reinlichkeitsvorschriften, das Händewaschen nach der Befriedigung der körperlichen Bedürfnisse und vor dem Essen, befolgen kann. Solange sich diese in der Schule mißliebige Sitte des Händewaschens nur auf einzelne beschränkt, mag das da und dort möglich werden, nirgends aber ist es Tag für Tag und für alle Kinder durchführbar. Weder die Zeit noch die Waschgelegenheit dafür werden zur Verfügung gestellt. Die jeder Beschreibung spottenden Zustände in der sogenannten Zehnuhrpause, in denen das Kind sowohl seine Bedürfnisse erledigen als seine mitgebrachten Speisen zu verzehren hat, was es also im wahrsten Sinne Hand in Hand zu besorgen gezwungen ist, bedürfen keines näheren Ausmalens. Trotzdem gibt es keine Schulverwaltung in Deutschland, die diese Aufgabe mit wirklicher Entschlossenheit aufgenommen hätte. Die Sorge für allgemeine körperliche Reinlichkeit ist heute noch durchaus in das Belieben der Lehrer gestellt. Wieviel die Schule dabei erreichen kann, kann man als Schularzt in den Gott sei Dank nicht seltenen Klassen beobachten, in denen Lehrer oder Lehrerin das Gewicht ihrer amtlichen Stellung für diese Aufgabe ausnützen. Allgemeine Besserung wird erst dann erfolgen, wenn die Schule die Sache offiziell, und zwar durch allgemeine Einführung einer Reinlichkeitsnote, in die Hand nimmt. Man hat dagegen ins Feld geführt, daß man mit dieser Note nicht die Kinder, sondern die Eltern benote. Das ist richtig, soweit es die ganz kleinen Kinder betrifft, es ist unrichtig für die größeren. Es ist aber nicht einzusehen, warum die Eltern, die auch in der Note für Betragen und Ordnung zum mindesten mitbenotet werden, nicht von der Schule bewußt in Angriff genommen werden sollen. Die günstige Rückwirkung der Schule auf das Haus, von der doch so viel die Rede ist, wird dadurch in hohem Grade gewinnen. Es ist das also kein Grund gegen, sondern höchstens für diese Maßregel. Wie rasch der Widerstand des Elternhauses vor einer zielbewußten nutzbringenden Tätigkeit zurücksteckt, haben die Schulärzte unter vielen anderen z. B. bei der Bekämpfung der Kopfläuse erleben können. Anfangs eine Flut von Beschimpfungen und Widerwärtigkeiten, und nach 10 Jahren womöglich noch der Vorwurf, daß man sie nicht darauf aufmerksam gemacht habe. Hier hat sich also ein anfangs sehr unliebsam empfundenes Recht schon in eine geforderte Pflicht verwandelt. Es ist mir kein Zweifel, daß die Reinlichkeitsnote zu denselben Erfahrungen führen würde.“

Nicht weniger wichtig aber als diese praktischen Maßnahmen zur Gesundheitspflege und gesundheitlichen Erziehung der Schulkinder ist ein über die ganze Schulzeit sich erstreckender systematisch aufgebauter Schulunterricht über das ganze Gebiet der Hygiene und Körperpflege, wie ihn im II. Teil dieses Buches Herr Rektor Lorentz für die Tuberkulose schildert.

Es ist nötig, darauf hinzuweisen, daß die Durchführung dieser Forderungen auch auf dem Lande erreicht wird. In weiten Kreisen herrscht die Anschauung, daß das Landleben so gesund sei, daß besondere Maßnahmen hier nicht nötig seien. Dies trifft aber durchaus nicht zu. Untersuchungen über die Verhältnisse in Pommern haben mir gezeigt, daß die Wohnungsverhältnisse und die Wohnsitten auf dem Lande oft viel schlechter sind als in den großen Städten. Auch die Ernährung, insbesondere der Kinder, ist oft ungenügend, zumal da, wo die Milch und die Milchprodukte in die Städte verkauft werden. Ebenso lassen Körperpflege und Reinlichkeit auf dem Lande viel zu wünschen übrig. Es gibt nicht wenig Dörfer, wo man die Sitte des Badens überhaupt nicht kennt.

Daß man in dieser Beziehung auch auf dem Lande etwas erreichen kann, zeigt der Kreis Schmalkalden, wo vor dem Kriege durch die Bemühungen des Landrates das Dorfbäderwesen sich zu einer hohen Stufe entwickelt hatte. — Entsprechend den schlechten hygienischen Verhältnissen ist die Ausbreitung der Tuberkulose auf dem Lande durchaus nicht gering. Zuverlässige Zahlen hierüber fehlen leider noch, und es ist eine wichtige Aufgabe, sie zu schaffen; aber auch ohne das wissen wir, daß es Dörfer gibt, die in hohem Maße mit Tuberkulose verseucht sind wie kaum eine Stadt.

Das Schulalter (vom 6.—15. Lebensjahr) wird von der Tuberkulose verhältnismäßig wenig heimgesucht, dazu kommt, daß in diesem Alter die Kinder einen Drang verspüren, durch körperliche Betätigung die wachsenden Muskeln, Knochen und Gelenke zu üben und zu kräftigen. So werden die genannten Bestrebungen der Schule von der Natur in jeder Hinsicht unterstützt, und es ist nur nötig, die gegebenen Verhältnisse richtig auszunutzen. Viel schwieriger gestalten sich die Verhältnisse in den folgenden Jahren. Durch die Pubertät und die Schäden des nun einsetzenden Kampfes ums Dasein tritt eine Schädigung des Körpers und damit eine gewaltige Zunahme der Erkrankungs- und Todesfälle an Tuberkulose ein. Auch hier soll die Schule helfend eingreifen. Zunächst soll die körperliche Ertüchtigung während der Schulzeit dazu beitragen, die folgende Zeit gut zu überstehen. Ferner soll die gesundheitliche Erziehung und Gewöhnung so fest sein, daß sie auch im späteren Leben beibehalten wird. Sehr wichtig ist weiter, daß am Schlusse der Schulzeit auf Grund der Erfahrung, welche Lehrer und Schularzt über die geistigen und körperlichen Fähigkeiten der Kinder in den verflossenen Jahren sammeln konnten, eine zuverlässige Berufsberatung stattfindet. Die Aufgabe der Berufsberatung ist es, schwächliche oder sonst zur Erkrankung an Tuberkulose disponierte Kinder vor besonders gefährdeten Berufen zu warnen. Als solche sind die Staubberufe zu nennen: Tabakarbeiter, Textilindustrie, Feilenhauer, Steinhauer, Steinmetze, ferner Heimarbeit und andere Berufe, die in gebückter, sitzender Stellung in geschlossenen Räumen ausgeübt werden. Die tuberkulosegefährdeten Kinder sind vielmehr in körperlich nicht zu anstrengenden Berufen, möglichst solchen, die im Freien ausgeübt werden, unterzubringen. Fernzuhalten sind sie auch vom Nahrungsmittelgewerbe, Lehrberuf, Kinderpflege, Körperpflege (Krankenpfleger, Friseur, Masseur usw.), damit sie nicht, falls sie erkranken, ihren Beruf wechseln müssen. Die gesunden jungen Leute aber, welche die genannten gefährlichen Berufe ergreifen, sind energisch darauf hinzuweisen, daß sie von Anfang an alle Mittel anwenden, welche die Berufsschäden verringern und ihre freie Zeit und ihr Geld besonders sorgfältig zur Körperpflege verwenden. Endlich sollte das Schularztsystem auch in Fortbildungsschulen, Gymnasien und anderen über das 15. Lebensjahr hinaus unterrichtenden Schulen eingeführt werden. Daß die Aufklärung der Kinder in diesem Alter über die Gefahren sexueller Ausschweifungen und Erkrankungen von großer Bedeutung für die Volksgesundheit im allgemeinen und damit auch für die Tuberkulosebekämpfung ist, bedarf keiner weiteren Erörterung.

Die persönliche Prophylaxe ist Sache des einzelnen. Durch Gesetze kann er nicht gezwungen werden, für seine körperliche Ertüchtigung und den Schutz vor Ansteckung zu sorgen. Nur Belehrung, Erziehung und Gewöhnung kann hier zum Ziele führen. Durch Gesetze sind dagegen alle die Schutzmaßnahmen zu regeln, welche über den Kreis und die Macht des einzelnen hinausgehen. Diese Gesetze sind für das gesamte Volk von allergrößter Bedeutung, und es sollte deshalb jeder Bürger zum Verständnis für dieselben und zur Achtung vor ihnen erzogen werden. Ich nenne aus der großen Zahl der in Frage kommenden: Arbeiterversicherung gegen Krankheit, Invalidität, Unfall und Arbeitslosigkeit, Gesetze zur Gewerbehygiene, Gesetze über Arbeitszeit und Beschäftigung von Frauen, Jugendlichen und Kindern, Gesetze über Wohnungswesen, Bestimmungen über den Schulbesuch ansteckend Kranker und die Meldepflicht ansteckender Krankheiten usw.! Hier sind ferner die von den Gemeinden zu schaffenden Einrichtungen zur Gesundheitspflege zu nennen: die Schaffung gesunden Trinkwassers und die einwandfreie Beseitigung der Abwässer, die Anlage breiter Straßen und großer Höfe und Gärten zwischen Vorder- und Hinterhaus, die Luft und Licht den Zutritt in die Wohnungen gestatten, die Anlage von Turn-, Sport- und Spielplätzen, von Schwimm-, Luft- und Sonnenbädern, die Errichtung gesunder Schulen usw.

Es unterliegt keinem Zweifel, daß durch diese Durchdringung des gesamten privaten und öffentlichen Lebens mit den Errungenschaften der Hygiene und Medizin außerordentlich viel zur Ertüchtigung des Volkes und damit zur Widerstandsfähigkeit gegen die Tuberkulose geschehen ist. Damit allein ist aber das Problem nicht gelöst. Es fällt immer wieder auf, daß mancher Schwächling von Tuberkulose bewahrt bleibt und mancher kräftige Mann ohne nachweisbare Veranlassung erkrankt. Es liegt die Vermutung nahe, daß es auch gegen die Tuberkulose eine Immunität gibt.

Für die Möglichkeit einer angeborenen Immunität spricht die Beobachtung, daß es Tierarten gibt, die für die Erkrankung mit Tuberkulose wenig oder gar nicht empfänglich sind. Im ganzen genommen sind die Menschen für Tuberkulose sehr empfänglich, ob es einzelne Individuen gibt, die eine angeborene Immunität besitzen, steht noch nicht sicher fest. Die Erfahrung, daß gelegentlich Säuglinge in enger Gemeinschaft mit ansteckend Tuberkulösen ohne Vorsichtsmaßregel leben und sich doch nicht anstecken, ist von manchen Autoren als angeborene Immunität gedeutet, doch sind auch andere Erklärungen möglich. Anderseits gibt es ohne Zweifel eine angeborene, besonders starke Disposition zur Tuberkulose, aus der sich erklärt, daß gelegentlich trotz größter Vorsicht und sorgfältigster Behandlung alle Kinder einer Familie an Tuberkulose sterben. Aus dem Vorhandensein einer besonderen angeborenen Disposition darf man wohl auch auf das Vorkommen einer angeborenen Immunität schließen; wie vollkommen diese aber im einzelnen Falle ist, ob sie absolut sein kann, und wie häufig sie ist, entzieht sich noch unserer Kenntnis.

Besser sind wir über die wichtigere Frage der erworbenen Immunität unterrichtet. Es ist bekannt, daß das Überstehen mancher Infektionskrankheiten, z. B. Masern, Scharlach, Pocken, Typhus, Fleckfieber u. a., eine weitgehende Immunität gegen diese Krankheiten zurückläßt, so daß eine nochmalige Erkrankung bei demselben Menschen kaum vorkommt. Diese Beobachtung hat man sich bei der Pockenerkrankung zunutze gemacht, indem man Menschen mit den für Menschen ungefährlichen Kuhpocken impft und so eine Immunität gegen die höchst gefährlichen Menschenpocken erzeugt. Die gesetzliche Einführung dieser Schutzimpfung hat unser Volk bekanntlich von der Pockenerkrankung befreit, die bis dahin unendlichen Schaden anrichtete: Todesfälle, Erblindungen, Verunstaltungen usw.

Um festzustellen, ob es auch eine erworbene Immunität gegen Tuberkulose gibt, hat Koch folgenden Versuch angestellt: er spritzte Mäusen Tuberkelbazillen in so geringen Mengen ein, daß die Tiere zwar erkrankten, aber nicht starben. Nachdem sie sich von dieser Erkrankung erholt hatten, spritzte er sie und zur Kontrolle eine größere Anzahl nicht vorbehandelter Tiere mit weit größeren Mengen Tuberkelbazillen. Die Folge war, daß die unvorbehandelten Kontrolltiere starben, die vorbehandelten Tiere erkrankten zwar auch, doch verlief bei ihnen die Erkrankung weit günstiger als bei den Kontrolltieren. Hieraus geht hervor, daß das Überstehen einer tuberkulösen Infektion bei Mäusen eine relative Immunität hinterläßt, d. h. sie verhindert zwar nicht die Neuerkrankung, aber dieselbe verläuft günstiger, als sie ohne die überstandene Erstinfektion verlaufen würde.

Folgende Beobachtungen sprechen dafür, daß die Verhältnisse beim Menschen ähnlich liegen: es gibt Völker, insbesondere unter den Naturvölkern, die von der Tuberkulose verschont geblieben sind. Wenn sich ein Angehöriger eines derartigen Volkes durch den Verkehr mit einem Tuberkulösen ansteckt, so nimmt die Erkrankung meist einen außerordentlich schnellen und ungünstigen Verlauf. Bei den erwachsenen Gliedern der tuberkulosedurchseuchten Kulturvölker beobachtet man einen derartig rapiden Verlauf der Erkrankung nur ganz ausnahmsweise. Wohl aber sieht man ihn nicht selten auch bei uns bei Säuglingen, d. h. bei Menschen, die während der kurzen Dauer ihres Lebens noch keine Gelegenheit hatten, eine relative Immunität zu erwerben. Auffallend war es ferner, daß während des Krieges oft gerade bei den kräftigsten Soldaten eine tuberkulöse Erkrankung einen ganz besonders ungünstigen Verlauf nahm, während die Feldzugsteilnehmer, die früher schon einmal wegen Tuberkulose behandelt waren, wenn sie im Felde an einem Rückfall erkrankten, diesen oft leicht überwanden. Man nimmt an, daß es sich bei den kräftigen, dann aber an schwerer Tuberkulose erkrankten Soldaten um solche Leute handelte, die zufällig früher jeder kleinen Infektion entgangen waren und sich deshalb keine relative Immunität erworben hatten.

Ich erwähne diese Dinge so eingehend nicht nur wegen ihres großen wissenschaftlichen Interesses, sondern weil sie von nicht geringer praktischer Bedeutung sind. Manche haben nämlich aus der Kenntnis von der relativen Immunität gegen Tuberkulose den Schluß gezogen, daß es unzweckmäßig sei, die Übertragung des Tuberkelbazillus vom Kranken auf Gesunde zu verhindern, da hierdurch dem Gesunden die Möglichkeit genommen würde, eine relative Immunität zu erwerben. Dieser Schluß ist ganz falsch; denn durch Nachlässigkeit gegenüber der Ausstreuung der Tuberkelbazillen würde man so massige Infektionen erzielen, daß sie das infizierte Individuum nicht überwinden kann. Die minimalen Infektionen aber, welche zur Erlangung einer relativen Immunität nötig sind, werden wir auch durch noch bessere hygienische Maßnahmen als die, welche wir bisher besitzen, nicht verhindern.

Der zweite falsche Schluß, der aus der Kenntnis von der erworbenen Immunität gegen Tuberkulose bisweilen gezogen wird, ist der, daß man sich, wenn man einmal mit Tuberkelbazillen infiziert ist, wenn also die obenerwähnte Hauptprobe mit Tuberkulin positiv ausfällt oder eine tuberkulöse Krankheit überwunden ist, gar nicht mehr vor Ansteckung vorzusehen brauchte, daß man auch derartige Kinder unbesorgt der weiteren Ansteckung durch die schwindsüchtigen Eltern aussetzen könnte. Dieser Schluß ist falsch, weil die erworbene Immunität, wie erwähnt, nur relativ ist und deshalb nicht vor Erkrankung nach massigen Neuinfektionen schützt.

Richtig ist dagegen folgender Schluß: je kleiner ein Kind ist, um so weniger Gelegenheit hatte es, eine relative Immunität zu erwerben, und um so empfänglicher ist es für Tuberkulose; man soll deshalb Kinder auf das sorgfältigste vor der Infektion bewahren, am besten hält man sie vollkommen getrennt von ansteckenden Tuberkulösen. Je älter ein Mensch ist, um so größer ist die Wahrscheinlichkeit, daß er sich eine relative Immunität durch gelegentliche minimale Infektion erworben hat, und um so größer ist seine Widerstandsfähigkeit gegen neue Infektionen; deshalb kann ein Erwachsener, wenn er die S. 7—15 geschilderten Vorsichtsmaßregeln befolgt, unbesorgt einen Schwindsüchtigen pflegen.

Erwähnt sei schon hier — ich komme im folgenden noch einmal darauf zurück —, daß die erworbene relative Immunität nachläßt bei Schwächung des Körpers, also bei Krankheiten aller Art, ferner Schwangerschaft, Wochenbett, Unterernährung, Überanstrengung usw. Hierbei kann durch Nachlassen der Immunität entweder der alte ruhende Herd, welcher die Immunität erzeugte, aufflammen (Neuinfektion von innen); oder es kann durch eine neue Ansteckung von außen eine tuberkulöse Erkrankung hervorgerufen werden. Deshalb ist bei derartigen Zuständen Schonung, ärztliche Behandlung und Überwachung notwendig. Anderseits ist durch Experimente so gut wie bewiesen, daß alles, was den Körper kräftigt, auch die erworbene relative Immunität gegen Tuberkulose erhöht, also nicht nur allgemein, sondern auch spezifisch wirkt.

Daß man versucht hat, ähnlich wie gegen die Pocken auch gegen Tuberkulose eine Schutzimpfung vorzunehmen, ist selbstverständlich. Die bisherigen Versuche haben nicht zu einer Immunisierung geführt. Auch die mit allzuviel Lobeserhebungen bekanntgegebenen Friedmannschen Versuche, die eine Fortführung älterer Arbeiten anderer Autoren mit Kaltblütertuberkelbazillen darstellen, haben keinen nachweisbaren Fortschritt erbracht. Die günstigen Wirkungen des Tuberkulins haben mit Immunität wenig oder nichts zu tun, sie haben andere Ursachen.

V. Der Verlauf der Tuberkulose.

An den verschiedensten Stellen kann der Tuberkelbazillus in den menschlichen Körper eindringen. Am häufigsten ist die Lunge der Ort der ersten Ansiedlung, indem Bazillen enthaltende Hustentröpfchen oder Staub eingeatmet werden. Doch auch vom Darm kann durch verunreinigte Lebensmittel, insbesondere die Milch tuberkulöser Kühe, die Infektion erfolgen oder durch Herunterschlucken von Speichel, in den Tuberkelbazillen von beschmutzten Fingern, Spielzeug, Eßgeschirr usw. gekommen sind (Schmierinfektion), besonders bei Kindern. Ferner ist eine Ansteckung dadurch möglich, daß Kinder mit beschmutzten Händen oder Spielsachen die Schleimhäute von Nase oder Mund bearbeiten, so daß sich hier die Eintrittspforte bildet. Endlich sind Ansteckungen durch Wunden beobachtet, z. B. bei Ärzten, die sich bei Sektionen Tuberkulöser verletzten.

Sobald der Tuberkelbazillus mit dem Körper in Berührung kommt, setzt sich der Körper zur Wehr: die eingeatmeten Bazillen bleiben zum großen Teil am Schleim der Nase kleben und werden mit ihm wieder entfernt. Gelangen Bazillen bis in die Luftröhre und treffen dort auf die Schleimhaut, so finden sie Zellen vor, die sie mit Schleim umhüllen und so festhalten, und andere Zellen, die mit feinsten Flimmerfortsätzen versehen sind und durch nach außen gerichtete Flimmerbewegung die Bazillen mit dem Schleim aus dem Körper schaffen. Nur die Bazillen, welche auf beschädigte Teile der Schleimhaut gelangen oder bis in die Lungenteile, welche nicht mehr mit Schleim- und Flimmerzellen versehen sind, können sich ansiedeln. Die in den Magen gelangten Bazillen werden durch die Salzsäure des Magensaftes geschädigt, und in dem Darm treffen sie wiederum auf Schleim, der sich ihrem Eindringen widersetzt und dafür sorgt, daß ihre Hauptmenge auf natürlichem Wege entfernt wird. Auch hier, ebenso wie in der Nase und an anderen Stellen, schafft wahrscheinlich erst die Schädigung der Haut oder Schleimhäute geeignete Eintrittsstellen für die Bazillen.

Gelingt es den Tuberkelbazillen, unter die Oberfläche der Haut oder Schleimhaut des menschlichen Körpers zu gelangen, so setzt eine höchst komplizierte und vielseitige Reaktion der Zellen und Gewebe ein. Am charakteristischsten ist die Bildung von hirsekornähnlichen Knötchen, nach denen die Krankheit ihren Namen hat. Durch Wachstum dieser Knötchen und die Bildung immer neuer Knötchen in ihrer Umgebung können große, knotige Gebilde entstehen. Diese neigen im Innern zur Umwandlung in käsige Massen. Der Käse dickt sich ein und vertrocknet oder verkalkt im Körper oder er wird, wenn er mit den Luftwegen in Verbindung steht, nach außen entleert. An seiner Stelle bleiben dann Löcher (Kavernen) in der Lunge zurück. Auf diese Weise breitet sich die Erkrankung in dem befallenen Organ aus und zerstört es, wenn es dem Körper nicht gelingt, durch Bildung von Narbengewebe den tuberkulösen Prozeß vom Gesunden abzuschließen. Eine andere Art der Reaktion ist die Entzündung: Blutreichtum und Durchtränkung der Gewebe mit entzündlichen Säften tritt ein. Auch hierbei kommt es zur Einschmelzung von Gewebe und zur Kavernenbildung. Als Begleiterscheinung der tuberkulösen Zerstörung sind ferner Eiterungen zu nennen, die besonders augenfällig oft an den Drüsen des Halses, an Knochen und Gelenken in Erscheinung treten. Der Eiter bahnt sich nicht selten einen Weg nach außen, und so entstehen die bekannten, mehr oder weniger eiternden oder nässenden tuberkulösen Fisteln an den verschiedensten Stellen des Körpers. Der Körper versucht die erkrankten Teile durch Narbenbildung zu ersetzen und von der Umgebung abzuschließen. Auf diese Weise können auch ausgedehnte tuberkulöse Erkrankungen vollkommen ausheilen.

Die Ausbreitung der Tuberkulose im Körper findet nicht nur durch Kontaktwachstum statt. Von den Gewebespalten gelangen die Bazillen in den Lymphstrom und mit demselben durch die Lymphdrüsen schließlich in die Blutbahn. Andere dringen durch Kontaktwachstum direkt in die Blutbahnen ein. Mit dem Blut können sie dann in alle Organe des Körpers kommen und überall sich ansiedeln. So entstehen die Tuberkulosen der Drüsen, Knochen und Gelenke, der Nieren und sonstigen inneren Organe, des Gehirns und seiner Häute usw. Überall spielen sich dann die geschilderten Reaktionen zwischen Tuberkelbazillen und dem Körper ab.

Der Verlauf des Kampfes zwischen Tuberkelbazillen und menschlichem Körper hängt von den in den vorigen Kapiteln geschilderten Faktoren ab: auf der einen Seite von der Massigkeit und Giftigkeit der eingedrungenen Bazillen, auf der anderen Seite von der Widerstandsfähigkeit des Körpers. Da diese Faktoren von Fall zu Fall und im einzelnen Fall von Zeit zu Zeit verschieden sind, so entsteht ein außerordentlich wechselndes Bild. In den meisten Fällen gelingt es dem Körper, der Tuberkelbazillen Herr zu werden und sie für immer einzukapseln, noch ehe sie größere Zerstörungen verursacht und zu auffälligen Krankheitserscheinungen geführt haben. Wir sehen das daraus, daß bei fast allen Erwachsenen die obenerwähnte Hauptprobe mit Tuberkulin positiv ausfällt, aber durchaus nicht jeder einmal manifest an

Tuberkulose erkrankt war. In weniger günstigen Fällen schwankt der Kampf jahrelang: bald durchbrechen die Bazillen die narbigen Kapseln, zerstören Lungengewebe oder andere Organe und führen zu mehr oder weniger heftigen Krankheitserscheinungen, und dann kommen wieder Monate und Jahre, in denen der Körper die Oberhand gewinnt, mit neuen Narben die tuberkulösen Herde einschließt und der Kranke sich ganz wohl fühlt, bis er endlich für immer ausheilt oder aber in einer neuen Verschlechterung zugrunde geht. Es kommen aber auch gelegentlich ganz ungünstige Fälle von Tuberkulose vor, in denen die tuberkulöse Erkrankung sich von Anfang an unaufhaltsam ausdehnt und die Lunge oder sonstigen Organe zerstört, ohne daß der Körper die Kraft hat, heilende Narben zu bilden. Diese Form der Tuberkulose führt in wenigen Monaten oder gar Wochen zum Tode.

Die Tuberkulose der Lungen spielt unter den tuberkulösen Erkrankungen des Menschen aus zwei Gründen eine besondere Rolle: einmal ist sie die häufigste Form (etwa $^9/_{10}$ aller tuberkulösen Erkrankungen sind Lungentuberkulosen), und zweitens ist sie die wichtigste Ansteckungsquelle für den gesunden Menschen; denn während bei der Tuberkulose anderer Organe die Bazillen im Körper eingeschlossen bleiben, oder wo sie im Eiter, Stuhl oder Urin an die Oberfläche treten, leicht unschädlich gemacht werden können, verstreut der Lungentuberkulöse, wie wir gesehen haben, oft jahrelang beim Husten und Sprechen Tuberkelbazillen in seiner Umgebung. Jedoch nicht jeder Lungentuberkulöse ist ansteckend. Voraussetzung dazu ist vielmehr, daß die tuberkulösen Veränderungen, welche sich zunächst unter der Oberfläche der Lungenschleimhaut abspielen oder auch, wenn sie oberflächlich sind, in ihrem festen Zellenverband die Bazillen abschließen, durch Zerfall die Bazillen nach außen gelangen lassen. Solange keine Bazillen mit dem Auswurf entleert werden, nennen wir die Tuberkulose „geschlossen", finden sich die Bazillen im Auswurf, so liegt „offene" Tuberkulose vor. Es kommt darauf an, durch häufige Auswurfuntersuchung den Zeitpunkt festzustellen, wann eine geschlossene Tuberkulose offen und damit ansteckend wird.

Endlich sei noch erwähnt, daß der Tuberkelbazillus nicht nur durch die Zerstörungen, welche er am Ort seines Wachstums im menschlichen Körper verursacht, schadet, sondern auch durch Gifte, die er bildet und die in die Blutbahn gelangen. Auf dieser Giftwirkung beruhen Nachtschweiße, Fieber, Mattigkeit, Appetitlosigkeit und andere Beschwerden. Aber auch hiergegen weiß sich der Körper durch Bildung von Gegengift bis zu einem gewissen Grad zu wehren.

In den verschiedenen Zeitabschnitten des menschlichen Lebens tritt die Tuberkulose in verschiedener Art in Erscheinung. Der Neugeborene ist, wie die Hauptprobe mit Tuberkulin und viele Sektionen ergeben haben, fast immer frei von Tuberkulose. Findet im ersten Lebensjahr eine Ansteckung statt, so sterben 30—40% dieser Kinder in den beiden ersten Lebensjahren und von den überlebenden erreichen nur etwa 30—40% das 20. Lebensjahr. Diese große Sterblichkeit hat verschiedene Ursachen. Es handelt sich bei den Säuglingen um Individuen, die noch keine Gelegenheit hatten, eine relative Immunität zu erwerben, die also gegen Infektionen besonders empfindlich sind. Gelangen nur wenig Bazillen in den Körper des Säuglings, so kann auch er die Ansteckung überwinden und eine relative Immunität zurückbehalten. Da aber die Infektion der Säuglinge meist durch ein schwindsüchtiges Familienglied gegeben ist, so ist die Gelegenheit für tägliche und massige Infektionen groß. Dazu kommt, daß der Säugling auch sonst besonders zur Erkrankung an Tuberkulose disponiert zu sein scheint. Je später die Infektion eintritt, um so günstiger ist es deshalb.

In den folgenden Jahren nimmt die Zahl der tuberkulösen Erkrankungen und der Tuberkulosetodesfälle erheblich ab, obwohl die Zahl der angesteckten Individuen ständig zunimmt. Am günstigsten ist in dieser Hinsicht das Schulalter. Es liegt das wohl daran, daß die Gelegenheit zu massigen Infektionen sich mit zunehmendem Alter verringert und die Widerstandsfähigkeit zunimmt. Neben der Lungentuberkulose kommen in diesem Alter besonders häufig die Tuberkulose der Knochen, Drüsen und Gelenke vor. Sie nehmen meist einen chronischen, verhältnismäßig gutartigen Verlauf, können allerdings auch zum Tode führen. Sie schaden, auch wenn sie ausheilen, nicht selten dadurch, daß sie Verkrüpplungen und entstellende Narben zurücklassen. Die meisten hinkenden und buckligen Kinder sind geheilte Gelenk- oder Knochentuberkulöse. Auch die sehr entstellende Hauttuberkulose (Lupus), welche, zumal wenn sie im Gesicht auftritt, die Befallenen für ihr Leben unglücklich machen kann, tritt nicht selten im Kindesalter auf. Ferner sind im Kindesalter besonders häufig die fast immer tödliche Hirnhauttuberkulose und die verhältnismäßig gutartige Bauchfelltuberkulose. Eine gutartige Form der Kindertuberkulose ist die Skrofulose, die ja allgemein bekannt ist. Sie ist charakterisiert durch Drüsenschwellungen, besonders am Kieferwinkel, Entzündungen der Haut, besonders am Mund, Nase, Augenlidern und Ohren, Hornhautentzündungen und Neigung zu Katarrhen der Schleimhäute, also Schnupfen, Luftröhrenkatarrh, Darmkatarrh. Das Krankheitsbild der Skrofulose ist seit Jahrhunderten viel umstritten. Man faßt es heute fast allgemein auf als das Zusammentreffen zweier Faktoren, und zwar einer Konstitutionskrankheit, nämlich der exsudativen Diathese und einer tuberkulösen Infektion. Die exsudative Diathese, die sich meist nur bei Kindern in den ersten 2—3 Lebensjahren findet, verursacht die Neigung zu Katarrhen der Schleimhäute, Drüsenschwellung, Infektionen usw. Das Hinzukommen der tuberkulösen Infektion soll bewirken, daß die Erscheinungen der exsudativen Diathese nicht in den ersten Jahren schwinden, sondern bis zum 10. Lebensjahr oder länger bestehen bleiben und daß sich manche sicher tuberkulöse Erscheinungen zu ihnen gesellen, wie z. B. Entzündung am Rande der Hornhaut des Auges. Die Skrofulose ist viel seltener, als sie von Laien vermutet wird. Das, was die Laien „Skrofulose" nennen, sind oft lediglich allgemeine Schwächezustände mit harmlosen, nicht tuberkulösen Drüsenschwellungen am Hals oder gutartige Formen der kindlichen Tuberkulose (sogenannte „okkulte Tuberkulose") ohne die Komponente der exsudativen Diathese. Ich erwähne dies, um zu zeigen, daß die von Laien so leicht diagnostizierte Skrofulose durchaus kein einfaches Krankheitsbild ist, und daß man sich nicht wundern darf, wenn nicht selten die Meinungen der Ärzte in Grenzfällen darüber auseinandergehen, ob sie der Skrofulose zugezählt werden müssen oder nicht. Endlich ist zu erwähnen, daß bei Kindern sich nicht ganz selten eine Lungentuberkulose im Anschluß an Masern entwickelt. Die Kinder, welche sich nach dieser Krankheit nicht schnell erholen und längere Zeit husten, sind deshalb dem Arzte zuzuführen.

Jenseits des 15. Lebensjahres nehmen die Erkrankungen und Todesfälle an Tuberkulose wieder gewaltig zu. Es liegt das nicht etwa daran, daß die Gefahr der Ansteckung gewachsen ist — wir haben ja gesehen, daß die Ansteckung meist vor dem 15. Lebensjahr erfolgt —, vielmehr ist der Grund die Gleichgewichtsstörung, welche die Geschlechtsreife im Körper hervorruft, und die Schäden des in dieser Lebensperiode erfolgenden Eintritts in den Beruf. Bei Frauen kommt die Schwächung des Körpers durch Schwangerschaften hinzu. Jenseits des 15. Lebensjahres lokalisiert sich die Tuberkulose meist in den Lungen. Der Verlauf ist — wie schon erwähnt — ein außerordentlich verschiedener. Zu Beginn klagen die Kranken meist über Husten, Auswurf, eventuell mit kleinen Blutspuren oder größeren Blutmengen vermischt, Nachtschweiße, Mattigkeit, Abnahme des Körpergewichts. Es ist wichtig, daß jeder diese Frühsymptome kennt, denn die Erkrankung ist in sehr vielen Fällen, wenn sie in diesem frühen Stadium behandelt wird, heilbar. In anderen weniger günstigen Fällen bleiben trotz ärztlicher Behandlung die genannten Beschwerden mit Unterbrechung jahrelang bestehen und beeinträchtigen die Arbeitsfähigkeit und Lebensfreude des Kranken erheblich. Aber auch diese Kranken brauchen nicht schwindsüchtig zu werden und heilen oft nach Jahren noch vollständig aus. Hierbei handelt es sich meist um geschlossene Tuberkulose. Ungünstiger pflegt die offene Tuberkulose zu verlaufen. Sie kann sich allmählich aus der eben geschilderten geschlossenen Tuberkulose entwickeln, beginnt jedoch nicht selten plötzlich mit einer Lungenblutung oder Brustfellentzündung oder im Anschluß an andere Krankheiten: Influenza, Lungenentzündung, Grippe, Diphtherie, Masern, Entbindung usw. Es ist deshalb dringend notwendig, daß jeder, der nach einer der genannten oder einer anderen Krankheit sich nicht schnell erholt, sich auf Lungentuberkulose untersuchen läßt. Findet sich kein Anhalt für Tuberkulose und tritt trotzdem nicht bald Besserung ein, so ist die Untersuchung der Lunge öfter zu wiederholen. Auch die offene Tuberkulose erstreckt sich meist über mehrere Jahre. Ein nicht ganz geringer Prozentsatz heilt bei rechtzeitiger und lange genug fortgesetzter Behandlung aus; und auch bei den weniger günstig verlaufenden Fällen wechseln oft lange Zeiten leidlichen Wohlbefindens mit schlechteren Zeiten ab, ehe die Kranken unter dem bekannten Bild der Schwindsucht zugrunde gehen.

Zum Schluß noch einige Worte über die Tuberkulose der alten Leute. Sie ist nicht ganz selten und verläuft oft verhältnismäßig gutartig jahrelang unter dem Bilde eines Luftröhrenkatarrhs. Für die Tuberkulosebekämpfung ist es wichtig, auch diese Form der Tuberkulose zu kennen; denn es ist nicht selten, daß in einer Familie ein Kind nach dem anderen ohne zunächst ersichtlichen Grund an Tuberkulose erkrankt, und daß sich dann bei näherem Zusehen in der Häuslichkeit ein Großvater oder ein Schlafbursche findet, der „schon immer“ hustet und in dessen Auswurf sich Tuberkelbazillen finden.

VI. Die Behandlung der Lungentuberkulose.

Von der Behandlung der inneren Krankheiten machen sich Fernstehende meist eine recht falsche Vorstellung. Sie glauben, es gebe eine bestimmte Anzahl Krankheiten und für jede Krankheit eine bestimmte Behandlungsart, welche die Krankheit beseitigt. So günstig liegen die Verhältnisse aber durchaus nicht.

Heilmittel im genannten Sinne haben wir nur wenige. Im allgemeinen müssen wir die Heilung dem Körper selbst überlassen und unser ärztliches Tun darauf beschränken, alle schädigenden äußeren Einflüsse und Krankheitssymptome zu beseitigen und die Heilungsbestrebungen des Körpers nach Möglichkeit zu unterstützen.

Hier bietet sich für die ärztliche Tätigkeit ein weites, aber auch äußerst schwieriges Arbeitsfeld. Schwierig, weil der menschliche Organismus mit seinen Millionen unendlich kleiner Zellen so außerordentlich fein und kompliziert ist, daß unsere Maßnahmen dagegen höchst grob und ungeschickt erscheinen, schwierig, weil wir die Art, wie Krankheiten entstehen, und wie der Körper sich bemüht, sie zu heilen, noch durchaus nicht ganz durchschaut haben; schwierig endlich, weil wir bei dem einzelnen Krankheitssymptom oder den ärztlichen Maßnahmen nur schwer entscheiden können, ob sie nützlich oder schädlich sind. Für letzteres nur einige Beispiele: Wenn ein Kranker Lungenbluten hat, so hindert starkes Husten das Zukleben der blutenden Stelle und damit die Blutstillung; unterdrücken wir aber den Hustenreiz, so wird das meist tuberkelbazillenhaltige Blut nicht herausbefördert, und neue Lungenpartien erkranken an Tuberkulose. Soll man also bei Lungenbluten den Husten unterdrücken oder nicht? Durchfälle sind gut, wenn sie schädliche Stoffe (Gifte, Bakterien usw.) aus dem Körper entfernen, und es ist in solchen Fällen oft zweckmäßig, die Darmentleerung noch durch Darreichen von Rizinus usw. zu beschleunigen; wenn aber die Durchfälle nur auf erhöhter Reizbarkeit des Darmes beruhen und nichts Schädliches zu entfernen ist, so schwächen sie den Körper und sind zu bekämpfen. Wodurch die Durchfälle entstehen, ist aber im einzelnen Falle oft schwer zu entscheiden, zumal meist beide Ursachen (Gifte und Reizbarkeit der Darmwand) gleichzeitig bestehen. Ruhe tut dem kranken Körper gut; denn sie spart Kräfte. Ruhe schadet aber auch, denn jedes Organ, das nicht arbeitet, wird schwach. Das gilt nicht nur von den Muskeln, auch von allen anderen Organen: ein Magen und Darm, der stets nur leichte, sogenannte Krankenkost bekommt, wird schwach, Verstopfung und Appetitlosigkeit treten auf. Das richtige Maß von Ruhe und Arbeit für den Kranken zu finden, ist schwer. Die Beispiele ließen sich leicht vervielfachen. Die Verhältnisse werden noch schwieriger dadurch, daß man auch bei derselben Krankheit nicht immer gleich verfahren darf; es ist etwas ganz anderes, ob eine Lungenentzündung ein Kind befällt oder einen Erwachsenen oder einen Trinker oder einen Tuberkulösen usw. Jede Krankheit verläuft bei jedem Menschen anders, da jeder seine besondere Konstitution hat. Ganz besonders vielseitige Erscheinungsformen hat die Tuberkulose. Wegen dieser außerordentlichen Schwierigkeiten, den kranken Organismus recht zu verstehen und mithin recht zu behandeln, haben schon die alten Ärzte als einen der wichtigsten Grundsätze für jede Therapie den Satz hingestellt: „Nihil nocere!" „Vor allen Dingen nichts schaden!" Und wenn von Nichtärzten so häufig Kurpfuscherei getrieben wird, so ist es nur so zu verstehen, daß die Kurpfuschenden von den unendlichen Schwierigkeiten und Gefahren, die hier vorliegen, keine Ahnung haben. Nur der Arzt darf es wagen, in den kranken Organismus helfend einzugreifen, da nur er eine einigermaßen klare Vorstellung von dem Geschehen in demselben hat.

Wegen der Gefahr der Kurpfuscherei stehen manche Ärzte auf dem Standpunkt, Laien überhaupt keine therapeutischen Kenntnisse zu übermitteln, da ihnen hierzu die nötigen Vorkenntnisse in Physik, Chemie, Anatomie, Physiologie und Pathologie fehlen. Ich will mich zu dieser Frage im allgemeinen nicht äußern. Bei der Behandlung der Tuberkulösen aber sind wir so sehr auf eine verständnisvolle Mitarbeit der Kranken selbst angewiesen, daß es nötig ist, ihnen wenigstens die wichtigsten, in Frage kommenden therapeutischen Gesichtspunkte auseinanderzusetzen.

Die medikamentöse Behandlung spielt bei der Tuberkulose nur eine geringe Rolle. Ein Heilmittel gegen Tuberkulose besitzen wir nicht, trotz der vielen, zum Teil genialen Versuche nach dieser Richtung, die ständig im Gange sind, und trotz der vielen Schwindelofferten in der Presse. Unsere medikamentösen Bemühungen beschränken sich darauf, störende Symptome zu beseitigen: zähen Auswurf zu lockern, schädlichen Hustenreiz zu unterdrücken, fehlenden Appetit anzuregen, mangelhafte Blutbeschaffenheit aufzubessern, schädliches Fieber, soweit es durch Bettruhe allein nicht zu beseitigen ist, zu lindern, den Stuhlgang zu regeln usw. Vorsicht ist auch hier geboten, weil Nutzen und Schaden dicht beieinander liegen, deshalb sollen Medikamente (auch scheinbar harmlose) nur auf ärztliche Verordnung verabreicht werden.

Die chirurgische Behandlung der Lungentuberkulose hat in den letzten Jahren viel von sich reden gemacht. Fast alle diese chirurgischen Maßnahmen bezwecken, die erkrankte Lunge ruhig zu stellen, und zwar dadurch, daß entweder Luft beziehungsweise Stickstoff in den Spalt zwischen den Brustfellen eingelassen wird, oder wo das nicht möglich ist, eine große Anzahl Rippen entfernt und so die Atmung der betreffenden Seite erschwert oder unmöglich gemacht wird. Die Erfolge dieser Behandlung sind ganz vorzüglich. Leider sind nur verhältnismäßig wenige Fälle von Tuberkulose für sie geeignet.

Die sogenannte physikalisch-diätetische Therapie ist zur Zeit die herrschende und gut bewährte Heilmethode der Tuberkulose. Ihre Hauptfaktoren sind Licht, Luft, Ruhe und Bewegung, Wasser, Ernährung.

Licht soll der Lungenkranke im reichsten Maße genießen, insbesondere diffuses Tageslicht; denn das Licht regt in unserem Körper Vorgänge an, die zur Heilung der Tuberkulose führen. Darum sei die Wohnung des Kranken oder das Krankenzimmer so hell wie möglich; viele große Fenster, keine dunkeln Vorhänge, helle Wandbekleidung. Auch halte sich deshalb der Kranke möglichst viel im Freien auf. Aber wie alle Mittel, die imstande sind, die Vorgänge in unserem Körper zu beeinflussen, so ist auch das Licht nicht ohne Gefahr. Besonders gilt das vom direkten Sonnenlicht. Zuviel kann erheblich schaden: Fieber, Kopfschmerz, Mattigkeit, schlechtes Allgemeinbefinden treten auf; ja sogar Verschlechterungen des Krankheitsherdes selbst können durch zu starke Besonnung entstehen. Deshalb soll man den Kranken langsam an den Genuß reichlichen direkten Sonnenlichtes gewöhnen, mit wenigen Minuten täglich beginnend, und ihn erst länger dem Lichte aussetzen, wenn sich keine Störungen gezeigt haben. Vor Übertreibung ist gerade bei Lungentuberkulösen dringend zu warnen. Ohne ärztliche Verordnung und Überwachung durchgeführte Sonnenbehandlung hat schon oft zu schweren, nicht wieder zu beseitigenden Gesundheitsschädigungen geführt. — Neuerdings behandelt man Lungenkranke auch mit künstlichem Licht, mit Bogenlampen, Quarzlampen, Röntgenstrahlen usw. Auch hierbei, insbesondere bei Anwendung der sogenannten „künstlichen Höhensonne“ ohne ärztliche Überwachung können schwerste Schädigungen entstehen.

Nur reine, staub- und rauchfreie, von anderen Menschen noch nicht gebrauchte Luft soll der Lungenkranke genießen. Darum vermeide er rauchige, staubige, überfüllte Räume, sorge für offene Fenster in seinen Zimmern, halte sich viel im Freien auf. In dem Zimmer, in dem sich ein Lungenkranker aufhält, soll stets — Sommer und Winter, bei Wind und Wetter, bei Tag und Nacht — mindestens ein Fenster offen sein, und wenn es auch nur ein Oberlicht ist, das wenige Zentimeter weit geöffnet ist. Wie das Licht, so ist auch die Luft nicht indifferent. Wenn wir Kranke, die sich fast immer in geschlossenen Räumen aufgehalten haben, plötzlich den ganzen Tag ins Freie bringen, so tritt häufig bei ihnen Kopfschmerz, Mattigkeit, Übelkeit auf, man spricht von „Luftkater". Deshalb soll man auch den Kranken allmählich an die freie Luft gewöhnen. Doch gelingt diese Gewöhnung meist in wenigen Tagen.

Aus dem Gesagten ergibt sich die große Bedeutung der Luft- und Sonnenbäder für die Tuberkulosebekämpfung und Behandlung. Auch Gesunde sollten deshalb von Jugend auf reichlich Luftbäder nehmen, und die Gemeinden sollten es sich angelegen sein lassen, Gelegenheit dazu zu schaffen. Auch Sonnenbäder verdienen eifrige Anwendung bei Gesunden und Kranken der verschiedensten Art; da sie aber nicht nur für Tuberkulöse, sondern auch für andere Kranke, ja sogar für Gesunde gefährlich werden können, so sollten sie nur im Einverständnis mit dem Arzt genommen und ihre Dauer vom Arzt bestimmt werden, zum mindesten ist vor Übertreibungen zu warnen.

Die richtige Dosierung von Ruhe und Bewegung ist bei Lungenkranken eine wichtige, aber auch schwierige Aufgabe. Am besten wird sie gelöst durch Aufstellung eines genauen Stundenplanes, der aufs strengste einzuhalten ist. (Das Leben nach einem Stundenplan ist übrigens auch für andere Kranke und für den Gesunden äußerst empfehlenswert, denn es erspart viel Zeit und Kraft, und Regelmäßigkeit erleichtert und erhöht die körperliche Leistungsfähigkeit in jeder Hinsicht.) In dem Stundenplan wird zunächst die Nachtruhe festgelegt; früh zu Bett, früh aufstehen. Dann kommen die fünf Mahlzeiten. Auch die Stuhlentleerung wird am besten stets zur selben Tageszeit besorgt, das ist vor allen Dingen bei Leuten, die zur Verstopfung neigen, nötig. Zwischen die Mahlzeiten werden die Freiluft-„Liegekuren" eingeschaltet. Diese Liegekuren sind eine Form der Ruhetherapie, die für Lungenkranke ausgearbeitet ist, jetzt aber auch mehr und mehr bei anderen Krankheiten angewendet wird und auch angestrengt arbeitenden Gesunden sehr zu empfehlen ist. Sie besteht darin, daß der Kranke bei jedem Wetter möglichst flach ausgestreckt, entsprechend warm bedeckt in freier Luft liegt. Am besten geschieht das in besonderen, gegen Wind, Regen und zuviel Sonne geschützten Liegehallen auf bequemen flachen Liegestühlen. Wo keine Liegehalle vorhanden ist, muß man sich mit einer Laube im Garten oder einem anderen geschützten Gartenplatz oder dem Balkon, der Veranda, dem Platz am offenen Fenster begnügen. Ist kein Liegestuhl vorhanden, so kann man einen Triumphstuhl, eine Hängematte, das Bett benutzen. Nur ist durch geschickte Polsterung mit Kissen dafür zu sorgen, daß der Kranke wirklich gerade ausgestreckt auf dem Rücken liegt und die Brust nicht beengt wird. Dauer und Zeit der Liegekur wird von Fall zu Fall vom Arzt bestimmt. Auch nach Abschluß der eigentlichen Behandlung in der Anstalt oder zu Hause soll der Kranke die Liegekur fortsetzen. Er soll dafür sorgen, daß er zwischen seiner Arbeit eine möglichst lange Mittagspause hat, während der er liegt; auch an freien Nachmittagen, Abenden, Sonn- und Feiertagen mache er Liegekur. Der gute Rat, der häufig Lungenkranken gegeben wird, viel an frischer Luft zu sein, veranlaßt sie oft, lange dauernde Spaziergänge zu machen oder ihre Wohnung so zu wählen, daß sie einen weiten Weg zum Arbeitsplatz haben. So sah ich oft sogar fiebernde Kranke die eigentlich strenger Bettruhe bedürfen, stundenlang laufen. Das ist unter Umständen sehr gefährlich. Deshalb muß auch das Maß der Bewegung vom Arzt festgesetzt werden, wobei zu berücksichtigen ist, daß in bestimmten Stadien der Erkrankung wohlabgemessene Spaziergänge oder sonstige körperliche Übung ebenso wichtig sind wie die Liegekur.

Hier seien noch einige Worte über die Atemgymnastik gesagt: sie ist außerordentlich gut, um die Lunge des Gesunden durch gründliche Durchlüftung vor Erkrankung zu bewahren und um den Brustkorb zu dehnen und bewegungsfähig zu erhalten. Insbesondere bei den heranwachsenden Kindern sollte man dafür sorgen, daß sie regelmäßig Atemübungen machen, die in langsamer und tiefer Brust- und Bauchatmung bestehen. Bei Kranken aber sei man mit Atemgymnastik sehr vorsichtig; denn sie bewegt die schonungsbedürftige Lunge in extremer Weise. Erst wenn die Tuberkulose sicher zum Stillstand gekommen ist und die Entzündungsherde vernarbt sind, kann man vorsichtige Atemübungen machen. Die Bestimmung dieses Zeitpunktes und die Dosierung der Übungen ist Sache des Arztes. Bei allen Menschen — gesunden und kranken — sorge man aber für eine leichte, nicht schnürende Kleidung, um eine ruhige, gleichmäßige Atmung zu ermöglichen und den Brustkorb und die Bauchorgane nicht in ihrem Wachstum zu hindern.

Die Anwendung des Wassers geschieht bei Lungenkranken einmal im Interesse der Reinlichkeit; denn Reinlichkeit ist der sicherste Schutz gegen weitere Verbreitung der Erkrankung. Ferner dient das Wasser der Gesunderhaltung der Haut, welche bekanntlich eine Reihe wichtiger Aufgaben zu erfüllen hat: Wärmeregulierung, Ausscheidung schädlicher Stoffe u. a. Außerdem wenden wir das Wasser zur Beseitigung störender oder schädlicher Symptome in Form von Waschungen, Packungen usw. an, z. B. bei Brustschmerzen, Hustenreiz, Fieber u. a. Endlich benutzen wir neben Luftbädern und Freiluftliegekur das Wasser zur Abhärtung der Kranken. Unter „Abhärtung“ verstehen wir die Übung des Körpers auf Kälteeinwirkungen — insbesondere auf plötzliche oder einseitige („Zugluft“) — so zu reagieren, daß keine Erkältungskrankheiten entstehen. Die Abhärtung ist bei Tuberkulösen deshalb von so großer Bedeutung, weil diese oft besonders zu Erkältungen neigen und die Erkältung nicht selten eine Verschlechterung des Krankheitsherdes zur Folge haben.

Es muß natürlich vorsichtig mit der Abhärtung begonnen werden; nur langsam soll man weitergehen, und extreme Kälteanwendungen sind zu vermeiden, da sie dem Körper zuviel Wärme entziehen. Aus demselben Grunde ist Schlafen in zu kalten Räumen unzweckmäßig. Rheumatismus und andere Abkühlungskrankheiten können dabei entstehen. Auch jahrelang nach Abschluß der eigentlichen Behandlung soll der Lungenkranke, wenn keine besonderen Gegenindikationen bestehen, morgens und abends Brust und Rücken mit kaltem Wasser waschen und mit einem rauhen, trockenen Tuch gründlich nachreiben.

Endlich sei noch einiges über die Ernährung der Lungenkranken gesagt. Da wir alle störenden Krankheitserscheinungen des Tuberkulösen beseitigen wollen, um seine Gesundheit zu fördern, müssen wir auch die fast immer bestehende Abmagerung bekämpfen, und das geschieht durch die Mastkur. Doch darf man hierin nicht zu weit gehen. Eine Mastkur hat nur einen Sinn, ja, sie ist sogar nur erlaubt, wo eine Unterernährung besteht; wo aber das Körpergewicht der Größe entspricht, ist eine weitere Mastkur gefährlich; denn Fettsucht schädigt den Tuberkulösen nicht weniger als Unterernährung, insbesondere greift sie das Herz an, das an sich schon bei Tuberkulösen häufig nicht genügend leistungsfähig ist. Was die Zusammensetzung der Nahrung anbetrifft, so wird den unterernährten Tuberkulösen mit Recht eine Fett-Eiweiß-Mast empfohlen. Wo jedoch die Mittel hierzu nicht ausreichen, kann man auch durch Kohlenhydrate in Gestalt von Mehlsuppen, Breien, süßen Speisen Erfreuliches erreichen. Auch braucht das Eiweiß nicht nur in Fleisch und Eiern zu bestehen. Wir besitzen auch eiweißreiche Gemüse, z. B. in den Hülsenfrüchten. Ich möchte hier auch an Käse und Fisch als gute und billige eiweißreiche Nahrungsmittel erinnern. Ebenso kann man Butter zum Teil durch billigere Fettarten, z. B. Schmalz, Margarine, Pflanzenbutter ersetzen oder auch durch Speiseöl (evtl. 3—4 mal täglich 1 Eßlöffel). Ganz kann man auf Butter deshalb nicht verzichten, weil sie für unsere Gesundheit unentbehrliche Stoffe, sogenannte Vitamine, enthält. Vitamine anderer Art finden wir in frischem Gemüse und Obst. Deshalb dürfen auch sie in unserer Ernährung nicht fehlen. Die Kenntnis einer zweckmäßigen, billigen Ernährungsform ist insbesondere für die Frauen und Mädchen der minderbemittelten Bevölkerungskreise von größter Bedeutung. Leider fehlt sie den Frauen und Töchtern der Arbeiter oft ganz, da diese lieber von der Schule direkt in die Fabrik zu gehen pflegen als in einen Haushalt. Auch hier soll die Schule versuchen, durch Berufsberatung und hauswirtschaftlichen Unterricht einen Schaden, unter dem weite Kreise unseres Volkes erheblich zu leiden haben, abzustellen. — Die Ernährung der Tuberkulösen bei Fieber, Lungenblutung, Darmtuberkulose ist eine schwierige Aufgabe. Es ist Sache des Arztes, in diesen Fällen eine Kost zusammenzustellen, die den Kranken einerseits schont, ihn anderseits kräftigt.

Nur ein Wort sei über das Tuberkulin gesagt. Es wird aus Kulturen von Tuberkelbazillen hergestellt und soll den Reiz zur Heilung verstärken, welcher von den im Körper befindlichen Tuberkelbazillen hervorgerufen wird und die oben geschilderten Abwehrmaßnahmen des Körpers verursacht: die Umgebung des kranken Herdes mit Bindegewebe, die Giftfestigkeit usw. Es handelt sich also auch hier um eine Nachahmung und Unterstützung der natürlichen Vorgänge.

Mit den genannten Maßnahmen sind unsere Heilfaktoren gegen die Tuberkulose noch nicht erschöpft, aber sie sind die wichtigsten und bewährtesten und vor allem mit Ausnahme der Operationen, auf die einzugehen hier zu weit führen würde, der Medikamente und des Tuberkulins die, welche der Lungenkranke für lange Jahre gewissenhaft anwenden muß, auch zu Zeiten, wo er arbeitsfähig ist und nicht in ärztlicher Behandlung steht. Da der menschliche Körper eine ganz erhebliche Heilungsfähigkeit gegen die Tuberkulose besitzt, so werden bei konsequenter Durchführung der genannten Maßnahmen bei den meisten Erkrankungsfällen an Tuberkulose sehr gute Erfolge erzielt. Am besten sind natürlich die Erfolge dann, wenn die Behandlung in Lungenheilstätten oder Tuberkulosekrankenhäusern erfolgt, d. h. in Krankenanstalten, welche über alle Einrichtungen zur Behandlung dieser Kranken und hierfür besonders geschultes Personal verfügen. Deshalb sollte jeder Tuberkulöse, sobald seine Krankheit erkannt ist, zunächst einmal in eine derartige Anstalt geschickt werden. Das hat auch den Vorteil, daß er hier am besten lernt, wie er sich im Interesse seiner Gesundheit und zum Schutz seiner Umgebung in Zukunft zu verhalten hat.

Zum Schluß sei noch einmal darauf hingewiesen, daß unsere therapeutischen Bestrebungen bei der Tuberkulose (wie übrigens auch bei allen anderen Krankheiten) lediglich dahin gehen, die Heilvorgänge, die wir am erkrankten Körper beobachten, zu unterstützen, durch Mittel, die den natürlichen Vorgängen so weit als möglich nachgeahmt sind oder ihnen doch wenigstens in ihrer Wirkung gleichkommen. Unsere wertvollsten Mittel sind Luft, Licht, Wasser, Ernährung, Ruhe, Bewegung, also die sogenannten natürlichen Heilmittel. Aber auch die von uns angewandten Medikamente stellen nichts Unnatürliches oder Willkürliches dar, auch sie stammen aus der Natur, und ihre Wirkung ist biologisch genau so bedingt, also ebenso „natürlich" wie die von Sonne, Wasser usw. Anderseits wurde schon darauf hingewiesen, daß auch die „natürlichen Heilfaktoren" (Sonne, Wasser usw.), in falscher Menge angewendet, schädlich, also „Gifte" sind. Es ist deshalb falsch, einen Gegensatz zwischen „Schulmedizin" und „Naturheilkunde" zu konstruieren. Der Unterschied zwischen der Schulmedizin und den Anhängern der sogenannten Naturheilkunde ist nur der, daß die Schulmedizin außer der Empirie dem Experiment, der wissenschaftlichen Forschung eine wichtige Rolle zuspricht, und daß sie den Kreis ihrer Mittel nicht willkürlich beschränkt, sondern alles anwendet, was Hilfe verspricht. Im übrigen begrüßen wir „Schulmediziner" die Bestrebungen von Laien auf das lebhafteste, welche dahin gehen, die Bevölkerung zu veranlassen, von Luft, Licht, Wasser, Körperbewegung, Ruhe, zweckmäßiger Ernährung usw. in gesunden und kranken Tagen reichlichen und zweckmäßigen Gebrauch zu machen. Es ist dringend erwünscht, daß der ganz unbegründete und schädliche Streit zwischen „Schulmedizin" und „Naturheilkunde" endlich beendet wird und Ärzte und Laien vereint dem gemeinsamen Ziele zustreben, unser Volk zu einer gesunden, naturgemäßen Lebensweise zu erziehen.

VII. Die Bekämpfung der Tuberkulose als Volkskrankheit.

Die volkswirtschaftliche Bedeutung der Tuberkulose ist außerordentlich groß. Keine Krankheit ist so verbreitet wie sie. Über 40% aller Todesfälle zwischen dem 15. und 40. Lebensjahr sind durch sie bedingt. Diese Zahl zeigt nicht nur die Häufigkeit der Tuberkulose, sondern auch, daß sie die Krankheit ist, welche den Menschen vornehmlich auf der Höhe des Lebens befällt, also in dem Alter, in welchem er durch seine Arbeit die Kosten seiner Aufzucht wieder einbringen und darüber hinaus neue Werte schaffen soll, und in welchem er eine junge Familie gegründet hat, die, wenn der Vater stirbt, der Öffentlichkeit zur Last fällt, und wenn die Mutter stirbt, nur allzu leicht in Verfall gerät. Dazu kommt, daß die Tuberkulose in den meisten Fällen eine sehr chronische Krankheit ist, so daß die Kosten für die Heilstättenkuren und die sonstige Behandlung und Pflege des Kranken im Laufe der Jahre ganz erhebliche werden. Wie hoch die Verluste sind, welche das Volksvermögen jahraus, jahrein durch die Tuberkulose erleidet, und zwar durch Ausfall an Arbeitsverdienst, Krankengeld, Anstaltsbehandlungen, Invalidenrenten, Armenunterstützungen usw. ist nicht genau zu errechnen, sicherlich sind es mehrere hundert Millionen Goldmark. Die Kosten fallen fast ausschließlich den Gemeinden, den Krankenkassen und den Landesversicherungsanstalten zur Last. Diese sind deshalb berufen, in erster Linie die Träger einer systematischen Tuberkulosebekämpfung zu sein.

Das Wort „Tuberkulosebekämpfung“ entrollt vor uns ein gewaltiges Problem, eine Aufgabe, die sich erheblich von dem unterscheidet, was man sich allgemein unter der ärztlichen Tätigkeit vorstellt. Wenn der Arzt Leber-, Magen-, Nierenkranke, Kranke mit gebrochenen Gliedern usw. behandelt, so gilt seine ganze Aufmerksamkeit dem einzelnen Kranken, mit dem Abschluß der Behandlung ist der Fall für ihn erledigt, und er weiß, daß immer neue Leber-, Magen-, Nierenkranke usw. ihn aufsuchen werden. Ganz anders bei der Bekämpfung von Seuchen, also auch der Tuberkulose. Zwar wollen wir auch hier dem einzelnen Kranken helfen, aber nicht ihm allein; wir sehen vielmehr hinter ihm seine gefährdete Familie und Arbeitsgenossen stehen und wollen auch sie schützen und wollen darüber hinaus erreichen, daß der gewaltige Strom Tuberkulöser, der seit Jahrhunderten durch die Sprechzimmer der Ärzte und die Krankenhäuser zieht, sich allmählich verringert und schließlich ganz aufhört. Es fragt sich, ob es möglich ist, dies Ziel zu erreichen, ob wir soweit Herr über die Natur sind, daß wir eine Krankheit ausrotten können, die seit dem Altertum die Menschheit begleitet, sie wie kaum eine andere siech und unglücklich macht.

Die Erfahrung mit anderen Krankheiten berechtigt uns, auch den Kampf gegen die Tuberkulose optimistisch aufzunehmen. Pocken, Cholera, Typhus, Malaria, Aussatz und viele andere Seuchen, die einst ungeheuren Schaden anrichteten, haben wir überwunden; warum sollten wir nicht auch Herr über die Tuberkulose werden? Allerdings liegen bei der Tuberkulose die Verhältnisse schwieriger als bei den genannten Krankheiten, und deshalb haben wir hier das Ziel auch noch nicht erreicht: gegen Pocken haben wir eine Schutzimpfung, die uns gegen Tuberkulose noch fehlt; den Erregern der Cholera und des Typhus kann man durch hygienisch einwandfreie Beseitigung der Abwässer den Weg vom Kranken zum Gesunden versperren; die Malariaerreger werden durch den Stich von Mücken übertragen, und wenn es auch mühsam ist, so ist es doch möglich, diese Mücken zu vernichten; den Aussatz konnte man im Mittelalter erfolgreich bekämpfen, indem man die Kranken zwangsweise aus den Städten und der menschlichen Gesellschaft entfernte, heutzutage ist das, zumal bei einer so verbreiteten Krankheit wie der Tuberkulose, nicht mehr möglich. Wie gesagt, die Verhältnisse liegen bei der Tuberkulose ganz besonders schwierig, denn die Übertragung findet im engsten Familienkreise auf kürzestem Wege statt: die kranke Mutter, die ihr Kind küßt, der kranke Vater, der es sprechen lehrt, der kranke Bruder, der mit ihm spielt, steckt es an. Viel schwerer als bei den genannten Krankheiten ist es, auf diesem kurzen Wege den Bazillen eine Schranke zu setzen.

Daß trotzdem eine erfolgreiche Bekämpfung der Tuberkulose möglich ist, zeigt die Kurve der Tuberkulosesterblichkeit, welche in fast allen Kulturstaaten in den letzten Jahrzehnten zurückgeht. Es ist wichtig, die Ursachen dieses Zurückgehens festzustellen, da sie uns die Mittel zu einem systematischen Vorgehen in die Hand geben. Da ergibt sich die auffallende Tatsache, daß in England schon in den 40er Jahren des vorigen Jahrhunderts das Nachlassen der Tuberkulosesterblichkeit beginnt, also 40 Jahre vor der Entdeckung des Tuberkelbazillus und seiner Übertragungswege und auch, bevor man die Frühformen der Tuberkulose diagnostizieren konnte und genügend Mittel zu ihrer Behandlung in der Hand hatte. Die gegen die Tuberkulose speziell gerichteten Maßnahmen können also nicht die alleinige Ursache für das Zurückgehen der Tuberkulose sein. Tatsächlich finden sich viele Faktoren, die unbeabsichtigt mitgewirkt haben. Man kann sie alle auf eine letzte Ursache zurückführen und sagen, daß wir den sich anbahnenden Sieg über die Tuberkulose letzten Endes verdanken der Beeinflussung unserer gesamten Kultur, der Gesellschaftsordnung, des öffentlichen Lebens und des Lebens jedes einzelnen, durch die Fortschritte der Naturwissenschaften seit Beginn des vorigen Jahrhunderts: sie haben gesunderen Wohnungs- und Städtebau und die Hygiene des öffentlichen und privaten Lebens gebracht, sie haben die Industrie und mit ihr Wohlstand, bessere Ernährung usw. gebracht, sie haben Verständnis und Freude an Körperpflege, gesunder Lebensweise, Turnen und Sport erweckt, sie haben schließlich erheblich zur Einführung der sozialen

Versicherung gegen Krankheit, Unfall und Invalidität beigetragen. Alle diese Faktoren haben, ohne zunächst direkt gegen die Tuberkulose gerichtet zu sein, die Infektionsmöglichkeiten vermindert und die Widerstandsfähigkeit des Körpers erhöht und so zur Abnahme der Tuberkulosesterblichkeit beigetragen.

Trotzdem können wir uns doch im Kampfe gegen die Tuberkulose nicht mit ihnen allein zufrieden geben. Denn da sie nicht speziell gegen die Tuberkulose gerichtet sind, so werden sie auch nicht mit voller Sicherheit jeden einzelnen Fall schützen und, aus dem gleichen Grunde werden sie — was heute besonders wichtig ist — das Ziel nicht mit den billigsten Mitteln erreichen. Ein Beispiel möge dies erläutern: es ist richtig, daß die Übertragungsmöglichkeiten der Tuberkulose verringert werden, wenn jede Familie eine möglichst große Wohnung hat. Die große Wohnung nützt aber nichts, wenn sie falsch benutzt wird, wenn beispielsweise die kranke Mutter mit dem gesunden Kinde in einem Bett schläft. Sicherer und billiger erreicht man deshalb das Ziel, wenn man jeden Tuberkulösen lehrt, wie er auch in einer kleinen Wohnung seine Angehörigen vor Ansteckung schützen kann. Deshalb schuf man zu den genannten, der Volksgesundheit im allgemeinen dienenden Einrichtungen, immer mehr solche, welche sich speziell gegen die Tuberkulose richten, und diese nahmen an Umfang und Bedeutung zu, je mehr unsere Kenntnisse vom Wesen der Tuberkulose wuchsen.

Den Mittelpunkt aller dieser Einrichtungen bilden heute die Fürsorgestellen für Lungenkranke. Ihre Zahl beträgt zur Zeit etwa 3000, sie soll so groß werden, daß es keinen Menschen im Deutschen Reiche gibt, dem nicht eine Fürsorgestelle zugänglich ist. Die Träger der Fürsorgestellen sind die Gemeinden oder Vereine. Ihre Aufgaben sind folgende:

Zunächst suchen sie von jedem Tuberkulösen, Tuberkulosegefährdeten oder Tuberkuloseverdächtigen ihres Gebietes Kenntnis zu erlangen; denn der erste Grundsatz jeder Seuchenbekämpfung ist, dafür zu sorgen, daß in jedem einzelnen Falle alle in Frage kommenden Mittel angewendet werden. Die Fürsorgestellen finden die Kranken durch Meldungen von den Ärzten, von Behörden oder durch Selbstmeldungen der Kranken.

Alle tuberkulösen oder tuberkuloseverdächtigen Schulkinder werden mit absoluter Sicherheit dort aufgefunden und den Fürsorgestellen zugeführt, wo Schulärzte in Reihenuntersuchungen alle Kinder fortlaufend überwachen. Wo dies noch nicht geschieht, müssen die Lehrer auf hustende Kinder achten und auf solche, welche die obengenannten Erscheinungen der Tuberkulose darbieten, und diese Kinder den Fürsorgestellen zuschicken.

Jeder Kranke wird in der Fürsorgestelle unentgeltlich untersucht. In größeren Fürsorgestellen findet die Untersuchung durch Fachärzte statt, denen Röntgenapparat, Laboratorium und alle Hilfsmittel der Diagnostik zur Verfügung stehen.

Vom Ergebnis der Untersuchung hängt es ab, ob eine Behandlung nötig ist, und welcher Art sie sein muß. Die Fürsorgestelle selbst behandelt die Kranken nicht, sie vermittelt ihnen vielmehr Behandlung bei dem zuständigen Arzt oder in einer Heilstätte, einem Krankenhaus, Genesungsheim, Walderholungsstätte, Ferienkolonie usw.

Nach Abschluß der Behandlung bleiben die Kranken in dauernder ärztlicher Überwachung der Fürsorgestellen, damit ein Rückfall der Krankheit rechtzeitig entdeckt und behandelt wird.

Von jedem Kranken wird wiederholt der Auswurf untersucht. Sobald eine ansteckende Tuberkulose festgestellt ist, werden der Kranke und seine Angehörigen vom Arzt eingehend über die Ansteckungsweise und ihre Verhütung unterrichtet. Es wird ferner eine Schwester in die Wohnung der Kranken geschickt, die ihm an Ort und Stelle genau zeigt, wie er sich zu verhalten hat, um seine Angehörigen vor Ansteckung zu schützen. Sie richtet die Wohnung und besonders das Schlafzimmer des Kranken her, belehrt ihn über die Beseitigung des Auswurfs, die Verhütung der Tröpfchen-, Staub- und Schmierinfektion, die Behandlung des Geschirrs und der Wäsche. Ferner leiht die Fürsorgestelle den ansteckend Kranken Speigefäße und Krankenpflegeartikel aus, wenn nötig, auch Betten, damit der Kranke allein schlafen kann. Meist gelingt es bei gutem Willen des Kranken, auch in kleinen Wohnungen, mit diesen billigen Mitteln hygienisch einwandfreie Verhältnisse zu schaffen. Ist es ausnahmsweise nicht möglich, so versucht die Fürsorgestelle, eine größere Wohnung zu verschaffen. Bei fehlendem guten Willen und Verständnis des Kranken aber nützt auch eine größere Wohnung nichts. Liegen die Verhältnisse so, daß es unmöglich ist, die Angehörigen, insbesondere die Kinder vor Ansteckung zu schützen, ist beispielsweise die Mutter schwer infektiös und keine andere Pflegeperson für die Kinder da, so versucht man entweder die Kranke in einer Krankenanstalt unterzubringen oder die Kinder aus dem Haushalt zu entfernen, indem man sie zu Verwandten, Bekannten oder in ein Heim schickt.

Alle Kinder der ansteckend Tuberkulösen werden fortlaufend ärztlich überwacht und, sobald ihr Kräftezustand nachläßt, mit Milch oder Kräftigungsmitteln versorgt oder in Ferienkolonien, Genesungsheimen usw. untergebracht; denn die Erfahrung lehrt, daß aus dem Kreise dieser Kinder später eine ganz erhebliche Zahl der Schwindsüchtigen hervorgeht.

Die genannten Maßnahmen der Fürsorgestellen, insbesondere die, welche sich auf die Verhütung der Ansteckung beziehen, sind für die Bekämpfung der Tuberkulose deshalb von so großer Bedeutung, weil sie, im Gegensatz zu der Heilstättenbehandlung und manchen anderen Mitteln, in jedem einzelnen Falle angewendet werden können und verhältnismäßig billig sind. Die gleichen Vorteile in noch weit höherem Maße bietet der Schulunterricht über Tuberkulose, welcher leider noch viel zu wenig angewendet wird. Sein Ziel ist:

I. Die gesamte Bevölkerung zur Freude an gesunder Lebensweise zu erziehen;

II. Der gesamten Bevölkerung die Kenntnis von der Heilbarkeit der Tuberkulose und von den ersten Symptomen der Erkrankung zu vermitteln, damit jeder Fall rechtzeitig in ärztliche Behandlung kommt.

III. Die gesamte Bevölkerung zu lehren, in welcher Weise die Ansteckung mit Tuberkulose erfolgt, und wie man sie verhüten kann; damit, sobald jemand an Husten erkrankt, die nötigen Vorsichtsmaßregeln befolgt werden, schon ehe Arzt und Fürsorgestelle eingreifen.

Die Lehrerschaft Stettins hat es in äußerst dankenswerter Weise seit 1920 übernommen, in den drei oberen Klassen aller Schulen einmal jährlich etwa vier Tage lang Tuberkuloseunterricht zu erteilen. Der Unterricht wird gleichzeitig in allen Schulen veranstaltet. Zu seiner Unterstützung werden Merkblätter verteilt (S. 49), wiederholt wurde der Tuberkulosefilm vorgeführt. Um festzustellen, ob durch einen derartigen Unterricht schon von wenigen Stunden im Jahr den Kindern nennenswerte Kenntnisse über die Tuberkulose und ihre Verhütung beizubringen seien, ließ ich eine große Anzahl Kinder unvorbereitete Aufsätze über das Thema „Was ich von der Tuberkulose und ihrer Bekämpfung weiß“ schreiben. Dann bekamen sie an den 4—5 folgenden Tagen je 1 Stunde Tuberkuloseunterricht und schrieben am 6. Tag wieder einen Aufsatz über dasselbe Thema. Ein Jahr darauf wiederholte ich den Versuch bei denselben Kindern. Die Aufsätze korrigierte ich so, daß ich auszählte, wie oft die Tatsachen, welche jedes Kind von der Tuberkulose wissen muß, richtig erwähnt waren. Das Ergebnis ist in folgender Tabelle zusammengestellt. Es zeigt sich, daß die unvorbereiteten Kinder fast nichts von der Tuberkulose wissen, daß aber nach 4 Stunden Unterricht ihre Kenntnisse sich wesentlich gebessert haben. Es zeigt sich ferner, daß im Laufe eines Jahres nicht viel vergessen ist, und daß es nun leicht ist, durch Wiederholung des Unterrichts die Kenntnisse wesentlich zu vervollständigen.

Ergebnis der Schulaufsätze.

	1920		1921	
	unvorbereitet	vorbereitet	unvorbereitet, aber schon früher einmal Kurs	vorbereitet
Zahl der durchgesehenen Aufsätze	336	411	173	854
davon erwähnten richtig	%	%	%	%
Tuberkulose ist ansteckend	71	96	74	93
Tuberkelbazillen	47	93	83	95
Tuberkulose ist nicht vererbt	0,5	—	3	42
Lungentuberkulose	53	61	48	74
Tuberkulose anderer Organe	9	34	25	64
Frühsymptome (Husten, matt, Nachtschweiß usw.)	7	36	17	71
Früh behandelt, heilbar	5	36	46	68
Wandern, Turnen, Abhärten verhütet Tuberkulose	1	46	9	51
Alkohol disponiert zur Tuberkulose .	7	20	14	37
Gut essen	5	36	4	42
Lungenheilstätte	14	31	21	44
Aufenthalt im Freien schützt vor Tuberkulose	6	41	15	43
Krankenkassen, Landesversicherungsanstalt	—	0,5	7	55
Staubinfektion	7	21	36	52
Spuckverbot	13	53	52	61
Spuckflasche	9	57	50	48
Wohnung täglich feucht aufwischen . .	2	34	33	54
Tröpfcheninfektion	2	19	11	44
Nicht in das Gesicht husten, niesen, sprechen	5	48	32	71
Eigenes Bett für den Kranken	2	33	38	70
Eigenes Schlafzimmer für den Kranken	6	45	34	67
Schmierinfektion	0,5	12	2	46
Eigenes Eß-, Trink-, Waschgeschirr . .	2	48	46	73
Reinigung der Wäsche des Kranken .	0,5	25	0,5	35
Nahe Berührung mit dem Kranken vermeiden	11	20	10	46
Sauberkeit am Körper und in der Wohnung	4	42	32	52
Sonne tötet die Tuberkelbazillen . . .	0,5	19	6	59
Wohnung sonnen, lüften	7	34	25	47
Fürsorgestelle für Lungenkranke . . .	0,5	5	32	48

In Dresden, Hannover, Jena und einigen anderen Städten sind mit gleich gutem Erfolge Versuche angestellt. Die Zweckmäßigkeit des Tuberkuloseunterrichts in den Schulen ist somit außer Zweifel, und es ist an der Zeit, daß an Stelle dieses mehr improvisierten Unterrichts in Gestalt jährlich einer Tuberkulosewoche ein großzügiger, dem gesamten Lehrplan eingefügter Unterricht in Hygiene, Körperpflege und Tuberkulose tritt, wie ihn Herr Lorentz, der seit vielen Jahren lebhaft für einen derartigen Unterricht eintritt, im folgenden schildern wird. Einen vollen Erfolg kann aber ein in den Lehrplan der ganzen Schule eingegliederter Unterricht im Sinne von Herrn Lorentz erst nach vielen Jahren haben, nämlich erst, wenn die bei Einführung dieses Lehrplans in die Schule eingetretenen Kinder die ganze Schule durchlaufen haben und damit auch den Hygiene- und Tuberkuloseunterricht absolviert haben. So lange können wir natürlich im Interesse der Tuberkulosebekämpfung nicht warten, zumal heute nicht, wo infolge von Wohnungsnot und Teuerung schnelle, zielbewußte Hilfe not tut. Es ist deshalb im Interesse der Volksgesundheit dringend notwendig, daß bis zur vollkommenen Durchführung des großzügigen Lorentzschen Programms in allen Schulen jährlich einmal wenigstens in den drei obersten Klassen eine Tuberkulosewoche, wie sie sich in Dresden, Stettin und Hannover auf das beste bewährt hat, durchgeführt wird. Durch eine derartige eindrucksvolle Belehrung wirken wir nicht nur auf die Kinder, sondern auch auf die Eltern, und dieser Umstand entschuldigt auch die aus dem Rahmen des sonstigen Schulbetriebes herausfallende Form des Unterrichts. Rechnen, Schreiben, Lesen usw. können die Eltern, hier ist seit langer Zeit eine gute Tradition durch die Schulen geschaffen, beim Tuberkuloseunterricht aber müssen wir mit Hilfe der Schule durch die Kinder in möglichst kurzer Zeit der gesamten Bevölkerung ihr bis dahin fremde Kenntnisse vermitteln.

Natürlich ist ein eindrucksvoller Hygieneunterricht in den Schulen nur möglich, wenn der Schulbetrieb selbst hygienisch einwandfrei ist. Mit Recht schreibt in der Leipziger Lehrerzeitung vom Juli 1924 ein Kritiker der ersten Auflage dieses Buches: „Freilich, wenn die Pflege der Reinlichkeit in den Schulen weiterhin so eingeschränkt wird, wie es vielerorten leider gegenwärtig geschieht, so nützt alle Belehrung nichts. Exempla trahunt! Wenn das Schulzimmer den einfachsten Forderungen der Hygiene Hohn spricht, können Tuberkulose und verschiedene andere Infektionskrankheiten nicht abnehmen. Die Sparsamkeit am unrechten Orte wird sich in der Minderung der Volksgesundheit bitter rächen!“ Ähnliche Klagen habe ich wiederholt von Lehrern gehört.

Mehr Aufmerksamkeit als dem Schulunterricht ist bisher der Aufklärung der Erwachsenen gewidmet. Sie geschieht durch Vorträge eventuell mit Lichtqildern, durch Kinovorführungen, Flugblätter und Wandermuseen. Das Material zu diesen Aufklärungsarbeiten stellt das Deutsche Zentralkomitee zur Bekämpfung der Tuberkulose zur Verfügung. So wertvoll diese Maßnahmen auch sind, so stehen sie doch an Bedeutung hinter dem Schulunterricht zurück, da sie nicht die gesamte Bevölkerung erreichen und in einem Lebensalter einsetzen, in welchem eine Erziehung nicht immer ganz leicht ist.

Das älteste, großzügige, speziell gegen die Tuberkulose gerichtete Kampfmittel, welches wir besitzen, stellen die Volksheilstätten dar. Die meisten Volksheilstätten sind von den Landesversicherungsanstalten eingerichtet, andere von Vereinen, doch tragen auch bei den Insassen dieser Heilstätten die Kurkosten wohl zum größten Teil die Landesversicherungsanstalten. Die Zahl der Heilstätten für Erwachsene beträgt in Deutschland z. Z. 174, für Kinder 317. Sie sind meist im Walde gelegen und verfügen über alle Einrichtungen, die zur Behandlung der Tuberkulösen nötig sind. Hunderttausende haben in ihnen während der verflossenen Jahrzehnte Heilung, andere doch wenigstens wesentliche Besserung ihres Leidens gefunden, und so haben auch sie erheblich zum Zurückgehen der Tuberkulose beigetragen. Etwas eingeschränkt wird ihre Wirkung dadurch, daß in ihnen meist nur Versicherte der Landesversicherungsanstalten Aufnahme finden, und auch von diesen in erster Linie die Leichtkranken bzw. prognostisch günstigeren, obwohl auch Schwerkranke mit gutem Erfolge in einer Heilstätte behandelt werden können. In den letzten Jahren sind auch diese Nachteile gemindert. Die Landesversicherungsanstalten sind mehr und mehr dazu übergegangen, auch die (nichtversicherten) Kinder der Versicherten in Heilstätten unterzubringen, und wenn wir erst die aus den versicherungspflichtigen Berufen hervorgehenden Ehefrauen dazu erzogen haben, daß sie sich nach ihrer Verheiratung freiwillig weiterversichern, so wird die Zahl derer, denen im Erkrankungsfalle eine Heilstätte zur Verfügung steht, erheblich zunehmen. Um auch unbemittelten Schwerkranken die Kur in einer Heilstätte zu ermöglichen, sind mehrere Städte auf Vorschlag von Professor Neißer-Stettin dazu übergegangen, städtische Tuberkulosekrankenhäuser für alle Stadien und Formen der Tuberkulose nahe der Stadt im Walde zu errichten. Derartige Krankenhäuser besitzen bis jetzt Stettin, Charlottenburg, Hannover, Mannheim, Breslau. Eine große andere Anzahl Städte plante sie, ist aber durch die wirtschaftliche Not nach dem Kriege bis jetzt noch an ihrer Errichtung verhindert.

Die Aufgabe dieser Tuberkulosekrankenhäuser ist nicht nur die ärztliche Behandlung aller Stadien der Tuberkulose, sondern auch die Aufnahme der Kranken, die zwar vielleicht eine Anstaltsbehandlung nicht unbedingt nötig haben, aber, wenn sie in ihrer Wohnung bleiben, ihre Angehörigen zu sehr gefährden. Die Erfahrung hat gelehrt, daß diese Kranken — es handelt sich meistens um Schwerkranke und Sterbende — nicht in besonders für sie errichtete Siechenhäuser gehen wollen, sich aber gern in Anstalten aufnehmen lassen, in welchen sich heilbare Kranke befinden, und die über alle Einrichtungen zur Tuberkulosebehandlung verfügen.

Weit schwieriger als für den versicherten Unbemittelten ist es für den Mittelstand, der selbst die Kosten aufbringen muß, eine Heilstättenkur zu gebrauchen. Um auch ihm zu helfen, schuf das Deutsche Zentralkomitee zur Bekämpfung der Tuberkulose eine besondere „Kommission für die Tuberkulosefürsorge im Mittelstand“, der eine große Anzahl Verbände von Angehörigen des Mittelstandes angeschlossen sind, unter anderen die Kaiser-Wilhelm-(Jubiläums-) Stiftung des Deutschen Lehrervereins. Aufgabe dieser Kommission ist es, Mittel aufzubringen, um bedürftigen Angehörigen des Mittelstandes Heilstättenkuren zu ermöglichen.

Außer den Heilstätten stehen uns zur Behandlung Tuberkulöser und Tuberkulosegefährdeter zur Verfügung: 113 Walderholungsstätten, in denen die Kranken tagsüber Liegekur machen können und verpflegt werden, während sie nachts in ihrer Wohnung sind; ferner 29 Genesungsheime, eine außerordentliche große Anzahl Ferienkolonien und Tausende von Betten in 443 Krankenhäusern und Pflegestätten.

Endlich seien die 28 Waldschulen erwähnt. Sie sind wohl meist mit Tageserholungsstätten verbunden. Ihre Aufgabe ist, schwächlichen, tuberkulosegefährdeten und nicht ansteckend tuberkulösen Kindern für den ganzen Tag den Aufenthalt in freier Luft zu ermöglichen. Besonders zu berücksichtigen sind hierbei die Kinder der offenen Tuberkulösen, da sie besonders gefährdet sind, und da sie ferner auf diese Weise auch tagsüber vor der Ansteckung gesichert sind (nachts sind sie geschützt, falls der ansteckend Kranke nicht mit ihnen in einem Raum schläft). So dienen diese Anstalten in erheblichem Maße der Förderung der Gesundheit und tragen auch zur Linderung der Wohnungsnot bei. Leider ist ihre Zahl viel zu gering.

Von großer Bedeutung für die Bekämpfung der Tuberkulose sind ferner die Landesversicherungsanstalten und die Krankenkassen geworden. Erst durch sie ist es möglich, in den Kreisen der Minderbemittelten die Tuberkulose rechtzeitig und genügend lange zu behandeln. Insbesondere haben sich die Landesversicherungsanstalten, wie schon erwähnt wurde, um das Volksheilstättenwesen hohe Verdienste erworben. Aber nicht nur die Heilbehandlung haben Kassen und Landesversicherungsanstalten übernommen, sondern es ist ihnen vom Gesetz auch das Recht und damit die moralische Pflicht gegeben, sich an vorbeugenden Maßnahmen gegen die Tuberkulose zu beteiligen. Dies geschieht am wirkungsvollsten, indem sie die Fürsorgestellen für Lungenkranke finanziell unterstützen. An manchen Stellen ist das schon in vollem Maße geschehen, und es ist zu hoffen, daß in absehbarer Zeit alle Landesversicherungsanstalten und Krankenkassen die Fürsorgestellen so reichlich unterstützen, daß sie alle ihnen gestellten Aufgaben erfüllen können.

Um alle diese gegen die Tuberkulose gerichteten Maßnahmen zu einheitlichem Vorgehen zusammenzufassen, wurde 1895 das Deutsche Zentralkomitee zur Bekämpfung der Tuberkulose gegründet. Das Präsidium desselben besteht aus 33 Männern und Frauen, die im Kampf gegen die Tuberkulose an hervorragender Stelle stehen oder sich besondere Verdienste in ihm erworben haben. Im Jahre 1924 hatte das Zentralkomitee 1500 Mitglieder. Unter ihnen sind außer vielen Einzelpersonen wohl alle Behörden und Vereine vertreten, die direkt oder indirekt an der Bekämpfung der Tuberkulose interessiert sind. Die Geschäftsstelle befindet sich Berlin W 9, Königin-Augusta-Str. 7. Sie wird von einem Arzt geleitet. Aufgabe des Zentralkomitees ist es, alle Erfahrungen und Einrichtungen auf diesem Gebiete zusammenzufassen, sie durch Versammlungen, Druckschriften und Auskunfterteilung zu vermehren und allen Beteiligten zugänglich zu machen; ferner Aufklärung und Werbetätigkeit für die Mitarbeit in allen Kreisen des Volkes und die Ausbildung von Hilfskräften; endlich die Aufbringung von Geldmitteln. Angeschlossen an das Zentralkomitee sind in den einzelnen Bundesstaaten Landesverbände und in den Provinzen Preußens Provinzialvereine zur Bekämpfung der Tuberkulose, welche die Arbeit ihres Bezirkes zusammenfassen und die Zentralstelle der einzelnen örtlichen Vereine und sonstigen Einrichtungen bilden.

Dieser großzügige Kampf gegen die Tuberkulose setzte in Deutschland mit der sozialen Gesetzgebung zu Beginn der 80er Jahre ein und wurde durch Robert Kochs Entdeckung des Tuberkelbazillus 1883 erheblich gefördert. Diese speziell gegen die Tuberkulose gerichteten Maßnahmen und der wirtschaftliche Aufschwung Deutschlands nach dem siegreichen Kriege 1870/71 sind als die Hauptursache dafür anzusehen, daß das Zurückgehen der Tuberkulosesterblichkeit in Deutschland in den 80er Jahren begann. Es wurde schon darauf hingewiesen, daß England, welches uns in bezug auf Volkswohlstand und hygienische Gesetzgebung um einige Jahrzehnte voraus war, entsprechend früher ein Zurückgehen der Tuberkulose erlebte. Im Jahre 1914 hatte Preußen den Vorsprung Englands auf diesem Gebiete, wie auf so vielen anderen, eingeholt. Da entbrannte der Weltkrieg, der uns sowohl wirtschaftlich als auch in bezug auf die Tuberkulosesterblichkeit erheblich zurückbrachte. Die Faktoren aber, welche das Zurückgehen der Tuberkulose vor dem Kriege bewirkt hatten, erwiesen sich als so stark, daß der durch Krieg, Hunger, Überanstrengung, Sorge bewirkte Rückschlag schon heute fast überwunden ist. Wie sich die Verhältnisse allerdings in der Zukunft gestalten werden, ob ein weiteres Zurückgehen der Tuberkulose stattfinden wird, oder ob die schädlichen Wirkungen von Teuerung und Wohnungsnot eine erneute Zunahme der Tuberkulose mit sich bringen werden, wissen wir nicht. Es unterliegt keinem Zweifel, daß Wohnungsnot und Unterernährung schleichend auf die heranwachsende Jugend einwirkt, so daß, wenn die seit 1914 geborenen Kinder nach dem 15. Lebensjahr in die Periode der häufigsten Tuberkuloseerkrankungen eintreten, also etwa von 1930 an, mit einer erneuten Zunahme der Tuberkuloseerkrankungen zu rechnen ist, die dann ein verarmtes Volk trifft. Wollen wir diese erneute Tuberkulosewelle verhindern, so müssen wir alle speziell gegen die Tuberkulose gerichteten Maßnahmen viel weiter ausbauen und intensiver anwenden, als es vor dem Kriege geschah. Hierzu ist die verständnisvolle Mitarbeit der gesamten Bevölkerung nötig, und es ist die wichtige Aufgabe der Schulen, die Bevölkerung zu dieser Mitarbeit zu erziehen. So sind die Schulen berufen, in Zukunft eins unserer wichtigsten Kampfmittel gegen die Tuberkulose zu sein. Dieser Kampf ist trotz unserer schlechten wirtschaftlichen Lage durchaus erfolgversprechend, denn die Wissenschaft und die praktischen Erfahrungen der verflossenen Jahre haben uns eine große Anzahl wirkungsvoller Mittel in die Hand gegeben, die uns auch heute noch zur Verfügung stehen, und die in hohem Maße geeignet sind, die Schäden des verringerten Volkswohlstandes auszugleichen.

Zum Schluß seien alle die Tatsachen, welche jedes Kind nach dem Unterricht über die Tuberkulose und ihre Bekämpfung wissen muß, in Form eines Merkblattes zusammengestellt:

VIII. Was jedermann von der Tuberkulose wissen muß[1]).

A. Die Tuberkulose ist eine ansteckende Krankheit.

1. Die Tuberkulose wird hervorgerufen durch einen Spaltpilz, den *Tuberkelbazillus*, welcher so klein ist, daß er nur mit dem Mikroskop gesehen werden kann.

2. Die *Ansteckung mit Tuberkulose erfolgt durch den tuberkulösen Menschen*, seltener durch die Milch tuberkulöser Kühe. *Die Tuberkulose wird aber nicht vererbt.*

3. Die *Tuberkelbazillen finden sich*

a) *im Auswurf und den Hustentröpfchen Lungenkranker*,

b) im Eiter, der von tuberkulösen Drüsen, Knochen, Gelenken und anderen Organen stammt,

c) im Urin bei Nierentuberkulose,

d) im Stuhlgang bei Darmtuberkulose,

e) in der Milch von eutertuberkulösen Kühen.

Um die Tuberkelbazillen unschädlich zu machen, ist deshalb folgendes nötig:

zu a) *Der Lungenkranke muß stets eine Taschenspuckflasche bei sich haben* und seinen Auswurf in dieselbe oder in einen Spucknapf entleeren. Spuckflasche und Spucktopf sind vorsichtig zu entleeren und zu reinigen, danach sind die Hände gründlich zu waschen. (Verhütung der Infektion durch Tröpfchen siehe unter Nr. 4.)

zu b): Eiternde Wunden dürfen nicht berührt werden. Sie sind mit Verbandstoffen zu bedecken. Die Verbände sind sofort nach dem Gebrauch zu verbrennen oder durch Auskochen zu desinfizieren;

zu c) u. d): Der Urin Nierentuberkulöser und der Stuhlgang Darmtuberkulöser müssen vorsichtig, ohne zu verspritzen, fortgegossen werden, eventuell nach vorheriger Desinfektion;

zu e): *Milch darf nur in gekochtem Zustande genossen werden*, wenn man nicht ganz genau weiß, daß sie von einer gesunden Kuh stammt.

4. Die *Ansteckung* durch einen Lungentuberkulösen *findet am häufigsten dadurch statt, daß er einem Gesunden in das Gesicht hustet*, spricht oder niest (Tröpfcheninfektion).

---

[1]) Dieses Merkblatt ist zur Verteilung an die Schüler vom Deutschen Zentralkomitee zur Bekämpfung der Tuberkulose, Berlin W 9, Kaiserin-Augusta-Straße 7, zum Selbstkostenpreis zu beziehen.

Die wichtigste Forderung lautet deshalb:

beim Husten 1 Meter Abstand wahren,
Kopf zur Seite halten,
Handrücken (der linken Hand) oder Taschentuch vor den Mund halten,
beim Sprechen 1 Meter Entfernung halten,
beim Niesen Taschentuch vor den Mund halten.

5. Die Ansteckung durch einen Tuberkulösen kann ferner stattfinden, wenn man Gegenstände berührt, die vorher ein Tuberkulöser benutzt oder berührt hat: Eß-, Trink-, Waschgeschirr, Zahnbürste, Taschentuch, Handtücher, Spuckflasche, Stuhllehne, Türklinke usw. (Schmierinfektion).

Jeder Tuberkulöse soll deshalb sein eigenes Eß-, Trink-, Waschgeschirr, Taschentuch und sonstige Gebrauchsgegenstände haben, die von Gesunden nicht benutzt, insbesondere von Kindern nicht berührt werden dürfen. Ferner muß sich der Tuberkulöse oft am Tage die Hände waschen und die Fingernägel reinigen. In der Wohnung des Tuberkulösen ist durch tägliches feuchtes Wischen Fußboden, Türklinken und alles, was der Kranke berührt hat oder wo seine Hustentröpfchen hingelangt sein können, sauber zu halten. Die schmutzige Wäsche des Tuberkulösen, insbesondere seine Taschentücher, muß sofort nach Gebrauch in einem Eimer mit Alkalysol aufbewahrt werden oder in einem Wäschesack, in dem sie ausgekocht wird, ehe sie gezählt wird.

6. Die Ansteckung mit einem Lungenkranken findet ferner statt, wenn man in zu nahe Berührung mit ihm kommt: ihn küßt, in einem Bett mit ihm schläft oder in einem Bett ohne Wechseln der Wäsche schläft, in dem kurz vorher ein Tuberkulöser geschlafen hat, wenn Kinder auf dem Schoß der Tuberkulösen sitzen usw. (Tröpfchen- und Schmierinfektion).

Der Lungenkranke soll deshalb Gesunde nicht küssen, er muß in einem Bett allein schlafen. Er soll ferner, wenn irgend möglich, allein in einer Stube schlafen. Wenn dies nicht möglich ist, so darf doch nur ein Erwachsener mit ihm den Schlafraum teilen, und es muß sein Bett 2 Meter von dem Bett des Gesunden entfernt stehen.

7. Die Ansteckung mit Tuberkulose findet auch statt, wenn man Staub einatmet, in den durch den Auswurf oder die Hustentröpfchen eines Tuberkulösen Tuberkelbazillen gelangt sind (Staubinfektion).

Deshalb ist den Lungenkranken auf das strengste zu verbieten, auf den Boden zu spucken (Taschenspuckflasche!) Es soll ferner in allen Wohn- und Geschäftsräumen, Warteräumen usw. der Staub täglich durch feuchtes Aufwischen beseitigt werden. Alle unnötigen Gegenstände, an denen sich Staub festsetzen kann, sind aus der Wohnung des Lungenkranken zu entfernen (Portieren, Nippsachen usw.).

8. Das Licht und ganz besonders die Sonne tötet die Tuberkelbazillen. Deshalb soll man versuchen, eine sonnige oder doch wenigstens helle Wohnung zu bekommen. Dunkelmachende Gardinen und Vorhänge sind zu vermeiden. Das Bett des Kranken soll an einer hellen Stelle möglichst frei stehen (damit man ringsherum wischen kann), nicht im Alkoven oder Bettschrank. Betten und Anzüge des Kranken sind oft zu sonnen. Auch der Kranke selbst halte sich möglichst viel in der Sonne oder doch an den hellsten Stellen der Wohnung auf.

9. Genaue Auskunft über die Desinfektion von Auswurf, Wäsche, Kleidern usw. und alles, was sonst für den Tuberkulösen und seine Familie wichtig ist, erteilen die Fürsorgestellen für Lungenkranke.

10. Diejenigen Tuberkulösen, welche die genannten Vorsichtsmaßregeln sorgfältig und gewissenhaft befolgen, gefährden die gesunden Menschen nicht. Man braucht also keine Angst vor ihnen zu haben und soll sich nicht von ihnen zurückziehen und ihnen ihr Leben dadurch noch schwerer machen, als es durch ihre Krankheit schon ist. Sie verdienen vielmehr wegen ihrer Gewissenhaftigkeit Lob und wegen ihrer Krankheit Anteilnahme der Gesunden.

Diejenigen Tuberkulösen aber, welche die Vorsichtsmaßregeln nicht befolgen und insbesondere beim Husten und mit ihrem Auswurf unvorsichtig umgehen, sind schuld, daß immer wieder gesunde Menschen tuberkulös werden. Jeder soll sich daran beteiligen, diese Kranken zur Gewissenhaftigkeit zu erziehen.

B. Die Tuberkulose ist meist heilbar, wenn sie rechtzeitig gründlich behandelt wird.

1. Die Erkrankung an Tuberkulose kann alle Organe des menschlichen Körpers befallen: Lunge, Drüsen, Knochen, Gelenke, Darm, Nieren, Kehlkopf, Gehirn, Bauchfell, Haut (= fressende Flechte oder Lupus) usw. Am häufigsten tritt sie aber in den Lungen auf.

2. Um eine erfolgreiche Behandlung der Tuberkulose zu ermöglichen, ist es wichtig, daß jeder die ersten Krankheitserscheinungen kennt, nämlich: Mattigkeit, Nachtschweiße,

Gewichtsabnahme, Husten, Auswurf, Brustschmerzen, bisweilen Blutauswurf, Appetitlosigkeit, Schatten unter den Augen, krankes Aussehen.

3. Sobald die ersten auf Tuberkulose verdächtigen Erscheinungen bemerkt werden, muß der Arzt aufgesucht werden; denn wenn die Krankheit gleich in ihrem Beginn gründlich behandelt wird, ist sie meist heilbar.

4. Die Behandlung der Tuberkulose ist meist sehr teuer (Heilstättenkuren). Deshalb muß jeder dafür sorgen, daß er dauernd Mitglied einer Krankenkasse ist und Marken bei der Landesversicherungsanstalt klebt (nach Ablauf der Versicherungspflicht freiwillig weiterkleben, z. B. bei Aufgabe der Arbeit wegen Verheiratung usw.). Denn dann hat er die Behandlung meist umsonst.

C. Die Tuberkulose ist eine vermeidbare Krankheit.

1. Wer sich nicht mit Tuberkelbazillen ansteckt, erkrankt nicht an Tuberkulose. Deshalb soll man folgendes vermeiden:

a) Unnötige Berührung mit hustenden Menschen,

b) Aufenthalt in staubigen und dunkeln Räumen,

c) Aufenthalt in Räumen, in denen viele Menschen sind: Restaurants, Tanzböden usw.

2. Um sich nicht anzustecken, soll man ferner für Sauberkeit seines Körpers, insbesondere seiner Hände, sorgen, denn im Schmutz haften die Tuberkelbazillen.

3. Im eigenen Interesse und im Interesse der Allgemeinheit achte jeder darauf, daß kein Hustender anderen ins Gesicht hustet, auf den Boden spuckt oder die anderen oben unter A 3—8 gegebenen Vorschriften vernachlässigt.

4. Wer kräftig ist, erkrankt nicht leicht an Tuberkulose, auch wenn er einmal eine geringe Ansteckung erleidet. Deshalb soll man seine freie Zeit und sein Geld zur Kräftigung des Körpers verwenden: sich viel in frischer Luft aufhalten, Luft- und Sonnenbäder nehmen, spazierengehen, turnen, Sport treiben, baden, schwimmen, sich abhärten, sich gut ernähren.

5. Alkohol (Wein, Bier, Schnaps), reichlicher Tabakgenuß und alle Laster schwächen den Körper und führen deshalb leicht zur Tuberkulose.

Zweiter Teil.

Der Kampf gegen die Tuberkulose durch die Schule.

I. Anteilnahme der Schule an der Tuberkulosebekämpfung.

Der Kampf gegen die Tuberkulose ist ein Kulturkampf; darum muß die Aufklärungsarbeit die Grundlage dafür sein. Weil die Tuberkulose aus der innigen Wechselbeziehung zwischen Individuum und Gemeinschaft entspringt, hat letztere um so mehr die Pflicht, ein jedes ihrer Glieder über die Gefahren dieser Krankheit aufzuklären. Somit wird die Frage der Tuberkulosebekämpfung zu einer Frage der Kultur des einzelnen wie der Gesamtheit. Für ihre Zwecke müssen alle unsere Bildungs- und Kultureinrichtungen in breitester Front nutzbar gemacht werden. Die Schule ist insbesondere berufen, die Unwissenheit über diese Krankheit zu beheben. Ihr wird es am ersten möglich sein, einmal die Kenntnis über das Wesen dieser Krankheit durch Belehrung der heranwachsenden Generation in die weitesten Kreise zu tragen. Zum anderen aber ist sie in der Lage, durch eine antituberkulöse Erziehung und durch Gewöhnung an die einfachsten Grundsätze der Hygiene die Ansteckungsgelegenheiten für viele Individuen zu vermindern.

Ein besonderes Bedürfnis nach Aufklärung über die Tuberkulosegefahr ist in den Volksschulen vorhanden. Die Kinder derselben entstammen zumeist denjenigen Bevölkerungskreisen, die schon durch ihre äußere Lebenshaltung, ihre Gewohnheiten, besonders aber durch ihre Beschäftigungsart wie auch durch die mangelhafte Beschaffenheit ihrer Wohnungen von mancherlei Gesundheitsgefahren umgeben sind, welche die Verbreitung der Tuberkulose begünstigen. Eine hohe Bedeutung erlangt sodann die Belehrung über Tuberkuloseschutz in den verschiedensten Berufs- und Fachschulen für die gewerbetreibende Jugend. Hier bietet namentlich der gewerbekundliche Unterricht eine vorzüglich geeignete Gelegenheit, das berufliche Anschauungs- und Erfahrungswissen der gereifteren Lehrlinge in mannigfache Verbindung mit der Gesundheitslehre zu bringen. Bei vielen Berufsgruppen, deren Arbeiter durch die stete Einatmung von Staub oder durch ihre schlechte Haltung in direkter Gefahr stehen, die Schwindsucht durch ihre Tätigkeit zu erwerben, wird die Unterweisung über Tuberkuloseschutz reichen Segen stiften. Insonderheit sind auch die Mädchenschulen und die Haushaltungsschulen für den schulentlassenen weiblichen Teil unserer Jugend ein recht dankbares Feld, um die späteren Mütter der kommenden Generation über einen der ärgsten Feinde unserer Volksgesundheit aufzuklären. Wenn sich die Schule und ihre Lehrer allezeit ihrer hohen Aufgabe für die Tuberkulosebekämpfung bewußt sein werden, wird es gelingen, die Zahl der Erkrankungen an Tuberkulose bedeutend herabzusetzen.

Um zu diesem Ziele zu gelangen, ist es weiterhin nötig, daß alle Lehrer eine hygienische Vorbildung erhalten, die möglichst nach einheitlichen Grundsätzen für die Lehrer aller Lehranstalten durchgeführt werden muß. Diese hygienische Ausbildung, wie sie auch die Reichsschulkonferenz im Jahre 1920 forderte und die neue Lehrerbildung auf den Pädagogischen Akademien vorsieht, umfaßt die allgemeine Hygiene, die Bekämpfung der ansteckenden Krankheiten und insbesondere die Schulhygiene. Die erlangten Kenntnisse sind, wie in der Schweiz bei allen Primar- und Sekundarlehrern, durch eine besondere Abschlußprüfung nachzuweisen. Dann werden die so ausgebildeten Kandidaten als wohlerzogene Pioniere der Hygiene und kräftige Bundesgenossen im Kampfe gegen die Tuberkulose in ihr Lehramt eintreten.

Maßnahmen der Schule gegen die Tuberkulose. Die Maßnahmen der Schule zur Tuberkulosebekämpfung müssen auf alle diejenigen Erfahrungen über das Wesen und die Verhütung der Tuberkulose aufgebaut werden, welche in dem vorhergehenden Teil eingehender geschildert worden sind. Die Bekämpfung durch die Schule muß zugleich eine direkte und indirekte sein. Die direkten Maßnahmen werden zunächst darauf hinausgehen, die tuberkulös erkrankten und die tuberkulös gefährdeten Kinder zu ermitteln, speziell die Kinder festzustellen, in deren Familien Fälle von offener Lungentuberkulose vorgekommen oder noch vorhanden sind. Sie werden ferner die Ausschließung der erkrankten Kinder, soweit sie ansteckungsfähig sind, vom Schulbesuch, ihre Trennung von ihrer gesunden Umgebung und die Unterbringung derselben in geeignete Heilstätten zu berücksichtigen haben. Die indirekten Maßnahmen sollen die Möglichkeit einer Krankheitsübertragung seitens der Schule und ihrer Einrichtungen herabmindern. Sodann sollen sie bestrebt sein, die Widerstandskraft des kindlichen Körpers gegen die Ansteckungsgefahr zu heben und die allgemeine Volksgesundheit zu fördern. Sofern alle diese Maßnahmen gegen die Tuberkulose seitens der Schule in zielbewußter Weise zur Anwendung gelangen, steht zu erhoffen, daß die Menschheit dereinst auch von dieser Geißel erlöst werden wird.

II. Direkte Maßnahmen der Schule zur Tuberkulosebekämpfung.

Das Zusammensein vieler Menschen in demselben Raume, wie es in der Schule der Fall ist, bietet eine Reihe von Möglichkeiten zum Erwerb der Tuberkulose für Schüler und Lehrer. Hierzu kommen mancherlei Gesundheitsschädigungen, welche sich aus der Eigenart des Schulbetriebes ergeben. Auch die unzweckmäßige Bauart manches Schulhauses und die mangelhafte Beschaffenheit seiner Einrichtungen können Schädigungen herbeiführen. Erhöht wird ihr Einfluß gerade im schulpflichtigen Alter, weil sich in dieser Zeitperiode der kindliche Organismus am meisten entwickelt und infolgedessen auch eine gesteigerte Empfänglichkeit für schädigende Einflüsse besitzt. Darum ist die Bewahrung der Schuljugend vor der Tuberkulose ein Hauptmittel zur Bekämpfung derselben. Die immer stärker werdende Erkenntnis, daß die Verhütung der Übertragung dieser Krankheit bereits bei den Kindern einsetzen muß, hatte das damalige preußische Ministerium der geistlichen, Unterrichts- und Medizinalangelegenheiten veranlaßt, unter dem 9. Juli 1907 eine „Anweisung zur Verhütung der Verbreitung übertragbarer Krankheiten durch die Schulen" (s. Anhang S. 126) zu erlassen, welche auch Anordnungen bezüglich der Tuberkulose enthält. In gleicher Weise haben andere Länder Vorschriften betreffend die Bekämpfung ansteckender Krankheiten, insbesondere der Tuberkulose, durch die Schulen gegeben, welche mit dem vorgenannten preußischen Erlaß in den meisten Punkten übereinstimmen. Es ist hierin gesagt, daß Kinder mit tuberkulösem Auswurf der Schule ferngehalten werden sollen. Es muß also bereits in der Schule eine Auslese der erkrankten Schüler stattfinden, damit diese nicht zu einer Infektionsgefahr für ihre Mitschüler werden.

A. Die Ermittlung tuberkulöser Kinder.

Um eine Tuberkuloseerkrankung möglichst frühzeitig festzustellen, ist eine sorgfältige Untersuchung des Patienten erforderlich. Zur Veranlassung derselben bei etwaigen verdächtig erscheinenden Schülern kann der Lehrer wesentlich mithelfen. Es ist vorher gesagt worden, daß von der Tuberkulose hauptsächlich solche Leute befallen werden, welche bereits von Geburt an schwächlich oder nur mangelhaft entwickelt sind. Unter den Momenten, welche der Krankheitsentwicklung förderlich sind, wären zu nennen: alle Krankheiten der Kinder, welche einen länger andauernden Schwächezustand des Körpers bedingen (wie insbesondere Lungenentzündung, Masern, Scharlach, Keuchhusten und Diphtherie). Auch öftere Erkältungen, namentlich dauernde Katarrhe der Luftwege, frühzeitige körperliche Anstrengung bei mangelnder Ernährung und ungenügenden Wohnungsverhältnissen setzen die körperliche Widerstandskraft herab. Diesen Tatsachen muß der Lehrer bei seinen Schülern besondere Beachtung schenken, vor allem, wenn sie mit den Anzeichen beginnender Lungentuberkulose einhergehen (s. S. 52 unter B 2). Falls der Lehrer solche Merkmale, welche auf das Vorhandensein einer beachtenswerten Lungenerkrankung hinweisen, an einem Kinde wahrnimmt, ist demselben auf das dringendste anzuraten, einen Arzt zu befragen.

Überweisung an den Schularzt. Erleichtert wird die Feststellung tuberkulös erkrankter Kinder in denjenigen Verhältnissen, wo die ärztliche Beaufsichtigung der Schulen einem beamteten Arzt, dem Schularzt, übertragen ist. Gelegentlich der Aufnahmeuntersuchung der Schulrekruten wird der Lehrer dem Schularzt seine vorher gesammelten Beobachtungen oder seine bereits aus der Kenntnis der Familienverhältnisse des betreffenden Schülers erlangten Erfahrungen zur Nachprüfung übermitteln. Ihm wird es dann leichter sein, die an offener Lungentuberkulose leidenden Kinder zu erkennen. Schwieriger aber gestaltet sich die Diagnose bei den Kindern mit geschlossener Tuberkulose, d. h. bei solchen Kindern, die ohne für ihre Umgebung durch Auswurf usw. gefährlich zu sein, bereits tuberkulös erkrankt sind. Sie sind es, die vielfach aus der Schulzeit den Keim der Tuberkulose mitbringen, hernach in ihrem Berufsleben erkranken und alsdann die fortwährenden Arbeitsinvaliden ergeben. Gerade ihnen muß das Hauptaugenmerk zugewendet werden, damit sie durch das gemeinsame Vorgehen von Lehrer, Arzt und Eltern in den weiter unten näher bezeichneten Einrichtungen für Tuberkulöse einer rechtzeitigen Behandlung zugeführt werden. Diese verspricht besonders in dem ersten Stadium die meiste Aussicht auf Erfolg. Aber nicht nur für die Aufnahmeuntersuchung wird des Lehrers Hilfe für den Arzt erforderlich sein. Gerade für die Ermittlung der tuberkulösen Anfangserkrankungen genügen 3—4malige Untersuchungen der Schüler während der Schulzeit nicht. Es ist eine weit intensivere Überwachung des einzelnen Schulkindes durch den Schularzt erforderlich, welche sich aber nur erreichen läßt, wenn alljährliche Reihenuntersuchungen stattfinden, wie sie an verschiedenen Orten, so in Charlottenburg, bereits durchgeführt sind. Recht empfehlenswert sind Mitteilungsformulare an die Eltern, welche sie über die Erkrankung ihres Kindes unterrichten und ihnen die dringliche Aufforderung zuteil werden lassen, die Kinder einer ärztlichen Behandlung zuzuführen. Hierbei kann der Lehrer dem Schularzt wertvolle Hinweise über den derzeitigen Zustand eines wegen seiner tuberkulösen Erkrankung überwachten Schulkindes geben. Den gelegentlich dieser Untersuchung erteilten ärztlichen Ratschlägen für die Hebung des körperlichen Zustandes des Kindes muß der Lehrer den Eltern gegenüber zur Durchführung verhelfen. Insbesondere durch die Stärkung des Verantwortlichkeitsgefühls der Eltern — welches bei den minderbemittelten Ständen oftmals gänzlich fehlt — wird am ehesten eine Abstellung gesundheitswidriger, die Tuberkulose wesentlich beeinflussender Verhältnisse erzielt werden. Nur durch das gedeihliche Zusammenwirken von Schularzt und Lehrer kann der Tuberkulosegefahr unter den Schülern wirksam begegnet werden.

Für die individuelle Berücksichtigung jedes Schülers in körperlicher und geistiger Hinsicht ist der vom Schularzt ausgefertigte Gesundheitsschein von größter Bedeutung. Derselbe könnte für die Tuberkulosebekämpfung — mehr noch als es bisher geschehen — ausgenutzt werden. Bei der Feststellung des Befindens eines Kindes wird auch das gesamte Milieu erforscht werden müssen. Die dadurch erlangte Kenntnis der sozialen und materiellen Verhältnisse kann zur Grundlage für die hygienische Aufklärungsarbeit an den Eltern und Kindern gemacht werden. Aber auch durch die Abstellung der dabei entdeckten hygienischen Schäden wird der Tuberkuloseverbreitung direkt entgegengewirkt. So wäre es besonders zweckmäßig, wenn sich die Schulen mit den weiter unten behandelten Fürsorgestellen für Lungenkranke in Verbindung setzen würden, um sich zu vergewissern, ob diejenigen Kinder, die vom Schularzt dorthin überwiesen werden, sich der angeordneten dauernden Überwachung nicht entziehen. Ein öfterer Hinweis auf die Nützlichkeit der dort getroffenen Maßnahmen fördert ihre Benutzung ungemein.

Einen größeren Anteil an der Tuberkulosesterblichkeit hatte auch das Lebensalter bis zum 20. Jahre. Es ist dies darin begründet, daß die Gefahren eines Berufes am ungünstigsten auf den jugendlichen, in Entwicklung begriffenen Organismus einwirken. Um nun die körperliche Tauglichkeit für einen Beruf festzustellen und einer nutzlosen Verschwendung von Arbeitskraft vorzubeugen, wäre die ärztliche Untersuchung der aus der Schule zu Entlassenden vor dem Eintritt in einen Beruf eine Segenstat. So finden bereits in verschiedenen Orten, $^1/_4$ oder $^1/_2$ Jahr vor der Schulentlassung, Untersuchungen der abgehenden Schüler statt mit nachfolgender Raterteilung für die beabsichtigte Berufswahl. Zur Verminderung der Tuberkulosesterblichkeit unter der erwerbstätigen Jugend würde die Nachahmung dieser Einrichtung wesentlich beitragen. Für solche ärztliche Mitbestimmung bei einem zu wählenden Beruf kann auch der Schulgesundheitsschein wertvolle Aufschlüsse über die Entwicklung des kindlichen Organismus in der Schulzeit geben.

Ermittlung der Tuberkulose unter den Landschulkindern. Die Tuberkulose speziell fordert auch auf dem Lande außerordentlich mehr Opfer, als man es gemeinhin vermuten sollte. Ein Kreisarzt eines ländlichen Kreises berichtet, daß in diesem die Tuberkulosesterblichkeit 50 Prozent der Gesamtsterblichkeit beträgt, und daß eine Reihe von Dörfern vorhanden sei, in denen die Jugend in hohem Grade mit Tuberkulose infiziert ist. Nach einer vom Reichs-Versicherungsamt aufgestellten Statistik der Ursache der Erwerbsunfähigkeit kamen auf je 1000 Invaliden in der Land- und Forstwirtschaft im Alter von 20—24 Jahren 354 männliche und 218 weibliche Tuberkulosekranke. Über den Prozentsatz tuberkulöser Kinder auf dem Lande sind im Jahre 1911 von Prof. P. Jacob eingehende Untersuchungen angestellt worden. Mit Hilfe der vorher geschilderten Tuberkulin-Hautprobe ermittelte er in dem rein ländlichen Kreise Hümmling, daß unter den schulpflichtigen Kindern 45,9 % positiv reagierten. Im letzten Schuljahr stieg diese Zahl sogar auf 64,4 %. Er kam zu dem Schluß, daß bereits ein großer Teil der Landkinder in manchen Gegenden ebenfalls mit Tuberkulose infiziert ist.

Für die Ermittlung und Aussonderung dieser Kinder ist bisher wenig geschehen. In Preußen ist den Kreisärzten durch die Dienstanweisung vom 1. September 1909 vorgeschrieben worden, daß sie sämtliche Schulen ihres Kreises innerhalb eines Zeitraumes von 5 Jahren wenigstens einmal zu besichtigen und dabei auch auf die Gesundheit der Kinder zu achten haben. Sollen nun diese Besichtigungen wenigstens einigermaßen ersprießliche Resultate für das Wohl der Schüler liefern, so ist es notwendig, daß der untersuchende Arzt vom Lehrer der Schule über etwa Krankheitsverdächtige unter den Kindern informiert werde. Neuerdings findet die Tätigkeit der Kreisärzte auf dem Gebiete der Tuberkulosebekämpfung eine wesentliche Unterstützung in dem Preußischen Tuberkulosegesetz vom 4. August 1923 (s. Anhang S. 128).

In einzelnen preußischen Kreisen, so in Schmalkalden, ist durch die Initiative des Landrats eine schulhygienische Fürsorge geschaffen worden. Durch Vermittlung des Landrats finden genaue ärztliche, nötigenfalls sogar spezialärztliche Untersuchungen statt. Zu ihrer schnellen Durchführung ist eine sachgemäße Vorbereitung notwendig, zu welcher auch der Lehrer seine zur Erkennung der Tuberkulose förderlichen Beobachtungen berichten kann.

Zweifellos ist eine wirksamere ärztliche Schulaufsicht auch für ländliche Verhältnisse dringend erforderlich. Ihre allgemeine Durchführung bietet noch mancherlei Schwierigkeiten, welche aber behoben werden müssen, wenn das Ziel der Tuberkulosebekämpfung auf dem Lande erreicht werden soll. Für die Möglichkeit zur allgemeinen Durchführung dieser Idee spricht die in Sachsen-Meiningen seit 1900 eingerichtete staatliche Schularztorganisation, welche auch für die Landschulen Schulärzte eingeführt hat. Zur Behebung der gesundheitlichen Not der ländlichen Schuljugend hat Medizinalrat Dr. Engelsmann-Kiel den Entwurf eines Schularztgesetzes vorgelegt. Die schulärztliche Überwachung auf dem Lande kann nur durch ein Gesetz wirksam geregelt werden. Die Finanzierung eines solchen muß so gestaltet werden, daß dem Staat keinerlei Kosten erwachsen. Zu derselben sollen auch die Eltern mit geringen Beiträgen herangezogen werden. Der Rest wird in ländlichen Kreisen zu gleichen Teilen vom Schulverband und vom Kreis übernommen. Die neuerdings erfolgte Einsetzung von Kreiskommunalärzten dürfte ebenfalls die Tuberkulosebekämpfung auf dem Lande wirksam unterstützen.

B. Anschluß der Schule an sonstige antituberkulöse Maßnahmen und Einrichtungen.

In dem schon vorher (S. 56) erwähnten Erlaß des Unterrichtsministeriums, betreffend die Verhütung der Verbreitung ansteckender Krankheiten, wird den Lehrern und Schülern, welche an einer Erkrankung leiden, die den Verdacht der Lungentuberkulose erweckt, die Pflicht auferlegt, einen Arzt zu befragen und auch ihren Auswurf bakteriologisch untersuchen zu lassen. Zur Erleichterung dieser letzteren Untersuchung sind seitens der preußischen Medizinalverwaltung eine große Anzahl behördlicher und privater Laboratorien damit beauftragt, die von beamteten und praktischen Ärzten ihnen eingesandten Objekte unentgeltlich zu untersuchen und dem Einsender das Ergebnis der Untersuchung unverzüglich mitzuteilen. Der Lehrer könnte vielfach veranlassen, daß bei einem tuberkuloseverdächtigen Kinde von seinem behandelnden Arztes dieses wertvolle Gutachten eingeholt werde.

Auskunfts- und Fürsorgestellen. Zur frühzeitigen Erkennung der Tuberkulose und zur rechten Versorgung der Lungenkranken sind die in Deutschland in größerer Zahl errichteten „Auskunfts- und Fürsorgestellen" zu segensreichem Wirken berufen. Es wäre äußerst wünschenswert, daß seitens der Schule und ihrer Organe ein einheitliches Zusammenarbeiten mit dieser wichtigen Einrichtung angebahnt werde. Zu diesem Zwecke müßten seitens der Schulleitung alle diejenigen tuberkulösen Kinder, oder auch solche aus tuberkuloseverdächtigen Familien, den Fürsorgestellen namhaft gemacht werden, damit diese ihre Fürsorgetätigkeit möglichst bei allen Tuberkulösen rechtzeitig einsetzen könnten. So hat in einigen Städten diese Beziehung der Schule zu den dortigen Fürsorgestellen schon recht erfreuliche Resultate geliefert. In Charlottenburg sind die Beziehungen zwischen dem Städtischen Fürsorgeamt für Lungenkranke und den Schulärzten recht enge. Dort schicken die Schulärzte jeden ihnen verdächtig scheinenden Fall mit dem nachstehend abgedruckten Mitteilungsblatt (nach San.-Rat Dr. Poelchau) zur Sicherung der Diagnose und zur Einleitung der erforderlichen Fürsorgemaßnahmen in das Lungenfürsorgeamt. Dieses wieder meldet seinerseits jede von ihm festgestellte Erkrankung an Tuberkulose dem Schularzt und unterrichtet ihn auch weiter über Erkrankungsfälle bei den Eltern und Geschwistern schulpflichtiger Kinder. Ein Hand-in-Hand-Arbeiten zwischen Fürsorgestelle, Schularzt und Lehrer hat besonders zu erfolgen bei der Verschickung tuberkulöser oder gefährdeter Kinder in Heilstätten, Ferienkolonien, Erholungsstätten und auf das Land zur Erzielung einer geregelten Planwirtschaft.

In gerechter Würdigung der Tatsache, daß die Wohnungskalamität ein unzertrennlicher Begleiter der Tuberkulose und ein steter, hilfsbereiter Bundesgenosse des Tuberkelbazillus ist, haben die Auskunfts- und Fürsorgestellen gerade diesem Punkte ihr Hauptaugenmerk zugewandt. Eine schlechte Wohnung begünstigt die Übertragung der Krankheit und erschwert ihre Behandlung und Vorbeugung. Die vorher schon bestehende Wohnungsnot hat sich durch den Krieg und die nachfolgenden Verhältnisse ganz erheblich vergrößert. Die Gefahr der Tuberkuloseverbreitung ist durch das enge Zusammendrängen vieler Familien und durch die teilweise Belegung mit Untermietern bedeutend erhöht. Abhilfe zu schaffen durch allgemeine Besserung der Wohnverhältnisse erscheint in nächster Zeit kaum möglich. Hier kann nur eine allgemeine Belehrung weiter Volkskreise

Nr.....................

Klasse:................ Name des Kindes:..

Datum der Absendung:................ Erfolg:..

....

.... den .... 19....

Herrn
Frau ....

Mitteilung.

Das Kind..
ist schwächlich und kränklich. Bei solchen Kindern ist oft ein beginnendes Lungenleiden (Tuberkulose) der Grund des ungesunden Aussehens.

Durch rechtzeitige ärztliche Behandlung ist fast immer eine Heilung dieses ernsten Leidens möglich. Das ist natürlich für das Fortkommen des Kindes in der Schule und auch für seine Arbeitsfähigkeit im späteren Leben von der größten Wichtigkeit.

Es wird Ihnen daher dringend empfohlen, das Kind entweder sogleich von einem Arzte behandeln und dauernd überwachen zu lassen oder sich zuerst zur genaueren Feststellung der Art des Leidens an die städtische Fürsorgestelle für Lungenkranke zu wenden.

Der Schularzt.

Nr.....................

Dieser Abschnitt ist abzutrennen und, nachdem das Kind in ärztliche Behandlung getreten ist, mit der Unterschrift der Eltern oder Pflegeeltern und des behandelnden Arztes dem Klassenlehrer zu übergeben.

Unterschrift der Eltern oder Pflegeeltern:

....

Der behandelnde Arzt wird gebeten, die Einleitung der Behandlung durch seine Unterschrift zu bestätigen und etwaige Bemerkungen, welche für die Schule von Wichtigkeit sind, hierunter zu setzen. (Diagnose? Operation? Brillennummer?)

....

....

....

Unterschrift oder Stempel des behandelnden Arztes:

Datum ....19..

über richtige Unterhaltung und zweckmäßige Benutzung der Wohnungen helfen, damit die Entstehung von Tuberkuloseherden innerhalb der Wohnungen vermieden werde. Hier sollte die Schule der Tuberkulose-Wohnungsfürsorge helfend zur Hand gehen, indem sie die Mädchen und kommenden Mütter über hygienische Wohnungshaltung und ein gesundheitsgemäßes Verhalten auch in den engen, bescheidenen Wohnungen aufklärt. Die Schule und die Lehrerschaft wird diesem Wirken ihre tätige Mithilfe nicht versagen; schon um dem zu begegnen, was einst der preußische Kultusminister Rodbertus in den Worten ausdrückte: „Der Schmutz und die Not des Hauses werden ewig zunichte machen, was der Unterricht der Schule bewirken soll."

Landkrankenpflege. Die Zahl der Auskunfts- und Fürsorgestellen ist in stetem Wachstum begriffen. Sie sind aber zumeist in Städten errichtet und fehlen fast gänzlich noch auf dem Lande. Aber auch hier harren ihrer große und dankbare Aufgaben. Die ländliche Bevölkerung ist noch zu wenig gerüstet, insbesondere auch zum Kampfe gegen die Tuberkulose. Der wichtigste Faktor zur Verhütung dieser Volksseuche ist und bleibt doch die Verbesserung der gesamten hygienischen Zustände. Um diesen Idealzustand auch auf dem Lande zu erreichen, um wenigstens das hygienische Verständnis der Landbevölkerung auf ein höheres Niveau zu heben, sind die Wohlfahrtsämter berufen, denen in vielen Orten auch Fürsorgestellen angegliedert sind. Durch sie werden besondere Tuberkulosefürsorgerinnen ausgebildet. Diese Tuberkulosefürsorgerinnen sind nach ihrer Vorbildung dazu bestimmt, in dem Kampfe gegen die. Tuberkulose unter der Bevölkerung mitzuwirken, insbesondere durch die Überwachung der Wohnungsverhältnisse. Es ist ihnen zur Pflicht gemacht worden, möglichst zeitig von beginnender oder fortschreitender Tuberkulose ihres Wirkungskreises den zuständigen Stellen Nachricht zu geben und dann wieder das Heilverfahren zu vermitteln. Es wäre jedenfalls nur zu wünschen, daß sich auch der Lehrer dieser gemeinnützigen Einrichtung annähme und sie bereitwilligst zu fördern suchte. Durch seine, infolge der täglichen Berührung mit den Kindern, genauere Kenntnis ihrer häuslichen und familiären Angelegenheiten könnte er sich mit den Fürsorgerinnen an der Aufdeckung der Tuberkulose in den ländlichen Wohnungen beteiligen. Es würden sich durch dieses gemeinschaftliche Arbeiten auch für die Schule mancherlei Vorteile ergeben, nicht allein für die Bekämpfung der Tuberkulose, sondern ebenso für die Verhütung der übrigen Infektionskrankheiten, von denen viele gerade das schulpflichtige Alter bedrohen.

Die Landbevölkerung mit ihrem regen Arbeitstrieb, ihrem vielfach nur auf den Erwerb gerichteten Sinn, ist leicht geneigt, es mit den Anzeichen einer Krankheit nicht allzu ernst zu nehmen. Die großen Entfernungen zu dem nächsten Arzt haben bei ihnen bewirkt, daß sie oft ein Krankheitsanzeichen vernachlässigen.

Sie vertrauen ihrer robusten Natur, welche ja schon so manches Mal einem Krankheitsansturm widerstanden hat. Deshalb werden auch von ihnen leicht die Anzeichen, die auf den Beginn der Erkrankung an Lungenschwindsucht hindeuten, bei sich selbst, mehr aber noch bei den Kindern übersehen. Sorgloses Außerachtlassen der Anfangserscheinungen kostet alljährlich viele Tausende das Leben. Hier ist für die beratende Tätigkeit, insonderheit des Lehrers auf dem Lande und in kleinen Städten, ein Feld zu segensreichem Wirken, um das Verantwortungsgefühl der Eltern zu stärken und kindliche Unschuld vor dauerndem Siechtum zu bewahren. Gerade auf dem platten Lande ist das Zusammenwirken aller Faktoren zur Verhütung der Tuberkulose von größter Bedeutung, um diesen „Urborn von physischer und psychischer Kraft“ gesundheitssprudelnd weiter zu erhalten.

C. Der Ausschluß und die Unterbringung tuberkulöser Kinder und Lehrer.

Nach den auf S. 7ff. gemachten Ausführungen über die Ansteckungswege der Tuberkulose muß es als festgestellt erachtet werden, daß die Tuberkulose eine übertragbare Krankheit ist. Demgegenüber tritt als nächste wichtigste Maßregel nach der Erkennung der Tuberkulose die Abscheidung des kranken von dem gesunden Individuum in den Bereich der Verhütungsmaßnahmen.

Bei den Untersuchungen der tuberkulösen Schulkinder hat sich ergeben, daß der größte Teil von ihnen mit geschlossener Tuberkulose behaftet ist. In ihrem Auswurf finden sich mitunter jahrelang keine Tuberkelbazillen. Es wäre also gegen ihr Verbleiben in der Schule bei der mangelnden Infektionsgefahr kaum etwas einzuwenden. Allerdings erfordert doch ihr leidender Zustand eine ärztliche Behandlung, um nicht ihre Tuberkulose zu einer gefahrbringenden werden zu lassen. Da sie des ferneren in ihrer geistigen Ausbildung für ihre spätere Zukunft nicht geschädigt werden dürfen, sind für sie Anstalten notwendig, in denen außer für ihr körperliches Wohl auch gleichzeitig für ihre unterrichtliche Versorgung Vorkehr getroffen wird. Diejenigen aber der tuberkulösen Kinder, welche eine direkte Gefahr für ihre Umgebung sind, müssen in Heilanstalten untergebracht werden, welche zunächst ihrer körperlichen Wiederherstellung ihr Hauptaugenmerk zuzuwenden und nur nebenher den Unterricht zu berücksichtigen hätten. So haben sich denn im Laufe der letzten Jahrzehnte verschiedene Typen von Anstalten herausgebildet, von denen jede in ihrer speziellen Art und mit ihren besonderen Mitteln gegen die volksverheerende Wirkung der Tuberkulose anzukämpfen sucht.

Kinderheilstätten. Für Kinder, die an Tuberkulose erkrankt sind, und also einer ärztlichen Behandlung bedürfen, kommen besondere Kinderheilstätten in Betracht. Ihre Zahl betrug 1925 317 mit insgesamt rund 28 532 Betten. Sie werden zumeist von gemeinnützigen Vereinen begründet und unterhalten. Einzelne sind auch im Besitz von Landesversicherungsanstalten. Durch eine spezifische Kur, verbunden mit einem hygienisch-diätetischen Heilverfahren, wird die Tuberkulose der kleinen Patienten zu heilen versucht. Weiter wird dem heranwachsenden kindlichen Körper ein möglichst großes Maß von Widerstandskraft mit auf den Weg gegeben. Dieses soll sie befähigen, in den manchmal recht ungünstigen Verhältnissen ihres Elternhauses neuen Gefahren zu begegnen. Für die Behandlung der Kindertuberkulose sind Freiluft- und Liegekuren vorgesehen, um die Wirkung der Sonne zur Ausheilung auszunützen. Daneben geht eine Übungsbehandlung einher, bestehend aus Freiübungen, Reigenübungen, Tanzspielen und rhythmischer Gymnastik. Auch Arbeiten in Garten und Feld, Holzsägen u. dgl. werden grundsätzlich mit Luftbädern verbunden. Die Dauer solcher Kuren müßte wenigstens auf 4—6 Monate berechnet werden. Am wertvollsten ist die Sonnenbehandlung (oder als Ersatz dafür die Bestrahlung mit künstlichen Lichtquellen, wie Quarzlampe und Höhensonne) bei den Formen der chirurgischen Tuberkulose. Da die Behandlung dieser kranken Kinder gewöhnlich längere Zeit beansprucht, ist in diesen Fällen auch für die unterrichtliche Versorgung Vorkehr zu treffen, damit die Krüppel des Körpers nicht auch noch Geisteskrüppel werden. So ist auf Vorschlag des Verfassers mit dem ersten Ambulatorium für knochen- und gelenktuberkulöse Kinder in Berlin eine „Freiluftschule" verbunden worden. Mit gutem Erfolge hat man das Nordseeklima für die Behandlung der Anfangsstadien der Lungentuberkulose zu benutzen gewußt. Auf Veranlassung von Geh.-Rat Rabnow-Berlin wurde in Boldixum auf Föhr das erste städtische Kinderseehospiz begründet. Die Zahl der Kinderheilstätten an den deutschen Meeresküsten sollte vermehrt und auch den Winter über, natürlich unter ärztlicher Beaufsichtigung, im Betrieb erhalten werden. Neben einer rein körperlichen Behandlung müßte auch eine psychische Beeinflussung einhergehen. Von einer systematischen Unterweisung in den notwendigen Disziplinen, verbunden mit einem passenden Arbeitsunterricht, könnte schon bei der Länge der Kur nicht abgesehen werden, und dies würde ihre Durchführung nur erleichtern.

In die Kinderheilstätten sind nur die ausgesprochen tuberkulosekranken Kinder aufzunehmen. Tuberkulosegefährdete und erholungsbedürftige sind dagegen in Erholungsheime zu verweisen.

Des Lehrers Tätigkeit hinsichtlich dieser Anstalten wäre die, beratend und fördernd mitzuwirken an der ziemlich schwierigen Auswahl von Kindern. Alle verdächtig Erscheinenden müssen dem Arzt zur Untersuchung vorgestellt werden. Durch frühzeitige Ausscheidung tuberkulöser Kinder und Zuführung in die Heilstättenbehandlung wird am ehesten dem verheerenden Tuberkelbazillus der fruchtbare Nährboden entzogen.

Schwerkranke tuberkulöse Kinder finden auch in den inneren Abteilungen der städtischen oder ländlichen Krankenhäuser Aufnahme, die vielfach für diese Kranken eine Zahl Betten frei halten.

Eine neuartige Einrichtung stellt das von Prof. Kisch geleitete städtische Ambulatorium für knochen- und gelenktuberkulöse Kinder auf einem ehemaligen Exerzierplatz inmitten von Berlin dar. Nach dem Vorschlag von Geh.-Rat Prof. Bier werden hier 300 Kinder mit Licht, Luft und Sonne (erforderlichenfalls mit künstlicher Höhensonne) behandelt und geheilt. Dem Ambulatorium ist eine Freiluftschule für tuberkulöse Kinder nach den Vorschlägen des Verfassers angegliedert, in der durch eine entsprechende psychische und pädagogische Behandlung die ärztlichen Heilerfolge unterstützt werden.

Walderholungsstätten. Zur Unterstützung der Heilstättenkuren und teilweise als Ersatz für den mit größerem Kostenaufwand verbundenen Heilstättenaufenthalt hatten 1902 die Berliner Ärzte Dr. Wolf Becher und Dr. Rudolf Lennhoff die ersten Walderholungsstätten gegründet. Vor allem wollen die Walderholungsstätten die tuberkulosebedrohten Kinder den unhygienischen Wohnungsverhältnissen tagsüber entrücken und ihnen den Genuß der freien Landluft bei einfacher, aber guter Ernährung ermöglichen. Zu diesem Zweck werden die Kinder von mildtätigen Vereinen (Rotes Kreuz) am Tage in waldigen Gegenden verpflegt, beschäftigt und ärztlich behandelt. Bei der Behandlung spielt naturgemäß die Hauptrolle der Aufenthalt in der frischen Luft und sodann der planmäßige Wechsel zwischen zielbewußter Bewegung und Ruhe. Dadurch wird der größte Teil der Kinder für die Schule wieder unterrichtsfähiger gemacht. Zumeist läßt sich schon hier eine Besserung der jugendlichen Konstitution feststellen; weiter werden viele der Kinder erwerbsfähig zu ihrem Schulaustritt gemacht. Hierin liegt auch die große soziale Bedeutung dieser Erholungsstätten, welcher Umstand in Gemeinschaft mit den billigen Einrichtungs- und Betriebskosten ein stetes Anwachsen dieser so wohltätigen Anstalten bisher bewirkt hat (1924: 148 Walderholungsstätten).Um die abendliche Heimkehr und die

Rückkehr in schlechte Wohnungen zu vermeiden, sind manche Walderholungsstätten als Nachterholungsstätten (Night camps) mit Schlafsälen ausgestattet. Sie sind insbesondere wertvoll für die Kinder solcher Familien, in denen tuberkulöse Angehörige vorhanden sind und denen zu Hause nur ungesunde und häufig auch unzureichende Schlafstätten ohne ein eigenes Bett zur Verfügung stehen.

Als besondere Einrichtungen für erholungsbedürftige Kinder sei noch der bereits 1876 ins Leben gerufenen Ferienkolonien gedacht. Die Zahl der einer Erholungskur bedürftigen Kinder hat durch den Krieg oder die Nachkriegszeit stark zugenommen. Die allgemeine Wohnungsnot verlangte einerseits eine Ausnutzung aller Unterkunftsmöglichkeiten für Familien, anderseits wurde wieder eine Entfernung tuberkulosebedrohter Kinder aus den häuslichen Verhältnissen erst recht nötig. Um weitere Erholungsplätze zu schaffen, hat man sich teilweise die früheren Truppenübungsplätze zunutze gemacht. Vorbildlich geworden ist das Kindererholungsheim Heuberg b. Stetten a. h. M. Neben der Wegscheide in der Nähe von Frankfurt a. M. sind auch andere Truppenübungsplätze diesen Zwecken zugeführt worden. Für die individualisierende Auswahl der Kinder für solche Erholungsstätten und für die seelische und pädagogische Beeinflussung der Kinder in diesen Heimen kann der Lehrer wertvolle Mitarbeit leisten.

Waldschulen. In Verfolg des sozialhygienischen Grundsatzes: „Je ungünstiger die physische und psychische Beschaffenheit des Erziehungsobjektes ist, desto günstiger müssen die Erziehungsbedingungen sein", hat man im Jahre 1904 auf Veranlassung des Stadtschulrates Dr. Neufert in Charlottenburg die erste Waldschule errichtet. Für ihre Begründung sprachen sowohl medizinische als auch pädagogische Beweggründe. Der gesundheitliche Erfolg der städtischen Ferienkolonien war für viele Kinder ein sehr illusorischer. Die mit schwächlicher Konstitution behafteten Kinder bedürfen zu ihrer Ausheilung einer ausgedehnteren Fürsorge. Zur Aufnahme solcher Kinder nun, oder derjenigen mit bestimmten leichten Organerkrankungen (Herz und Lunge) dient die Waldschule. Diese Kinder sind infolge ihrer allgemeinen Körperschwäche den Anforderungen eines 4—5stündigen Unterrichts in den stark besetzten Volksschulklassen nicht gewachsen, wenn nicht anders eine Verschlimmerung ihres Leidens herbeigeführt werden soll. Bei einer derartigen Erschöpfung des Körpers ist auch die geistige Regsamkeit lahmgelegt. Infolge der daraus resultierenden geistigen Minderwertigkeit vermögen sie dem normalen Unterricht nicht zu folgen. Es sind für sie, analog den

Hilfsschulklassen für schwachbegabte Schüler, Sondereinrichtungen notwendig, welche ihrer geistigen und körperlichen Leistungsfähigkeit angepaßt sind.

Allen diesen Anforderungen suchte man nun durch diese Neuorganisation gerecht zu werden. Die Charlottenburger Waldschule ist im Grunewald gelegen. Ihr Gebiet umfaßt eine zirka 2 ha große, mit Kiefern bestandene Waldparzelle, welche ½ Stunde von dem Zentrum der Stadt entfernt liegt. Die Schüler werden mit der Stadt- und Straßenbahn hinausbefördert und abends ebenso wieder zurückgebracht. Auf dem Gelände sind 2 Schulbaracken nach Döckerschem System errichtet, in der je 2 Schulzimmer und ein kleineres Lehrerzimmer belegen sind. Eine größere Wirtschaftsbaracke enthält eine Küche nebst den Wirtschaftsräumen, in der für die Kinder die Mahlzeiten zubereitet werden. Zwei große Liegehallen mit Liegestühlen dienen den Kindern zur Ausführung der ihnen ärztlich verordneten Liegekur. Ein Schulgarten dient für Unterrichtszwecke; zugleich ist die Beschäftigung in demselben ein wesentliches therapeutisches Mittel der Waldschule. Um die Heilkraft, die in der Bestrahlung durch das Sonnenlicht liegt, noch mehr auszunützen, ist auch ein Luft- und Sonnenbad eingerichtet worden. Durch Benutzung desselben und nachfolgende kalte Abwaschungen in einem zementierten Becken wird der Körper abgehärtet. Ein Teil der Schüler verbleibt während der wärmeren Jahreszeit auch über Nacht in einem benachbarten zweigeschossigen Holzhause. Im Winter sind versuchsweise 40 Schüler und Schülerinnen in einer Baracke untergebracht gewesen (Winterschulbetrieb).

Alle diese hygienischen Vorkehrungen tragen natürlich wesentlich dazu bei, die pädagogischen Aufgaben der Waldschule zu fördern. Der Unterricht, soweit als angängig, im Freien erteilt, berücksichtigt insonderheit den körperlichen Zustand der Kinder. Unterricht, Erholung und Spiel wechseln in zweckmäßiger Folge ab. Eine geringe Klassenfrequenz ermöglicht ein Individualisieren im Unterricht, so daß auch die Waldschüler so weit gefördert werden, daß sie in ihrer Schulbildung nicht hinter ihren Altersgenossen auf den Normalschulen zurückbleiben.

Die natürlichen hygienischen Mittel, wie sie die Waldschule bietet: der dauernde Aufenthalt in ozonreicher Waldluft, regelmäßige Hautpflege, zureichende Kost, geregelte Lebensweise und der planmäßig durchgeführte Wechsel zwischen Arbeit und Spiel, zwischen Ruhe und Bewegung, beeinflussen den Gesundheitszustand der Kinder aufs günstigste.

Die guten Erfolge der Charlottenburger Waldschule haben bald mehrere andere Großstädte zur Errichtung von solchen angeregt. Eine der großartigsten Einrichtungen ist die von Lehrer Karl Triebold in Senne I (Bez. Minden) geschaffene und geleitete Waldschule. Im Jahre 1924 waren 21 Waldschulen mit vollwertigem Unterricht vorhanden. Über die Erfolge der Waldschule unterrichtet am eingehendsten die Schrift „Die Waldschule" von K. König, Kreisschulinspektor in Mühlhausen i. E. (Verlag von H. Beyer & Söhne in Langensalza).

Den gleichen Zweck wie die Waldschulen für schwächliche Kinder der Großstadt verfolgen auch die Ende der 90er Jahre zuerst von Dr. Lietz bei Ilsenburg im Harz geschaffenen Landerziehungsheime. In diesen Reformschulen soll neben dem wissenschaftlichen Unterricht hauptsächlich auf die Körperpflege und die körperliche Ausbildung der Jugend Bedacht genommen werden. Durch ihre hohen Pensionspreise sind sie aber zumeist nur den besser bemittelten Ständen zugänglich. Aber auch auf dem Lande müßten für die tuberkulosebedrohten Kinder der Städte, vielleicht durch Zusammengehen mehrerer Gemeinden, Freiluftschulen in Gestalt produktiver Gemeinschaftsschulen geschaffen werden, in denen die kranken Kinder, getrennt von den gesunden, sich durch einen jahrelangen Aufenthalt ausheilen und auch ausbilden könnten.

Tuberkulöse Lehrer und Lehrerinnen. Größere Gefahr als ein tuberkulöses Kind in der Schule bieten die an Tuberkulose leidenden Lehrer oder Lehrerinnen durch die vorher (S. 10) geschilderte Tröpfcheninfektion. Die erste größere umfassende Statistik über die Tuberkulosesterblichkeit der Lehrer ist vom Verfasser im Auftrage des Lehrervereins aufgenommen und gelegentlich des XI. Internationalen Tuberkulosekongresses in Berlin 1913 veröffentlicht worden[1]). Er bearbeitete das Material der „Sterbekasse deutscher Lehrer" aus den Jahren von 1897 bis 1912. Dabei kam er zu folgenden Schlußfolgerungen: Die Tuberkulosesterblichkeit der Lehrer ist nicht wesentlich höher als die anderer Berufsgruppen; die Tuberkulose ist also nicht als eine spezifische Berufskrankheit für Lehrer anzusprechen. An der Frequenz der Tuberkulosesterblichkeit waren die Lehrer in Stadt und Land in gleicher Weise beteiligt. Die größte Zahl der Sterbefälle lag im frühesten erwerbsfähigen Alter von 20—30 Jahren. Einer solchen Krankheit gegenüber galt es Abwehrmaßnahmen zu treffen. Der Deutsche Lehrerverein beschritt den Weg der

[1]) Die Tuberkulosesterblichkeit der Lehrer von Friedr. Lorentz. — Verlag für Schulhygiene von P. Johs. Müller, Berlin W 57, Bülowstr. 68.

Selbsthilfe; er gründete 1916 die „Gottfried-Röhl-Stiftung für die an Tuberkulose erkrankten Lehrer". Mit ihren Mitteln will sie Tuberkulosevorbeugung und -heilung betreiben. Sie ermöglicht den erkrankten Standesgenossen durch Hergabe der nötigen Mittel die frühzeitige Einleitung einer Heilstättenkur[1]). In gleicher Weise wirkt die „Krankenunterstützungskasse" des Preußischen Lehrervereins (Magdeburg, Breiteweg 214) recht segensreich durch Gewährung von Beihilfen zu den Kosten eines Heilverfahrens in einer Lungenheilstätte. Gleichzeitig ist der Lehrerverein der „Kommission für die Tuberkulosefürsorge im Mittelstand" angeschlossen, welche durch Ortsausschüsse und Vertrauensmänner in Verbindung mit den örtlichen Fürsorgestellen für die unentgeltliche Untersuchung der lungenkranken und verdächtigen Lehrer und ihrer Angehörigen sorgt, sie über die zur Bekämpfung der Krankheit erforderlichen Maßnahmen unterrichtet und je nach den Umständen in Fürsorge nimmt, sowie die Überwachung der verseuchten Wohnungen veranlaßt. Von besonders hohem Werte für die Tuberkulosebekämpfung unter den Lehrpersonen wäre es zu erachten, wenn möglichst rechtzeitig eine Versetzung lungenkranker Lehrer und Lehrerinnen an klimatisch günstigere Orte, möglichst auch mit hygienisch einwandfreien Wohn- und Schulräumen erfolgen würde.

Wenn der Lehrerstand bewahrt werden soll vor der Tuberkulose, so müssen des weiteren auch alle Ursachen, sei es im Beruf oder in der Umgebung, beseitigt werden, welche eine Erkrankung herbeiführen können. Darum sind für die Verhütung der Tuberkulose sowohl unter den Lehrern als auch bei den Schülern alle Schulen in ihrer gesamten Einrichtung in möglichst hygienischer Vollkommenheit herzustellen und zu erhalten.

III. Die indirekte Bekämpfung der Tuberkulose.

Nicht nur bei den im vorstehenden Abschnitt gekennzeichneten speziellen Tilgungsmaßregeln der Tuberkulose erscheint die Schule als wertvolle Mithelferin, noch förderlicher ist ihre Beteiligung an den prophylaktischen Maßnahmen. Hierbei handelt es sich um die Durchführung derjenigen hygienischen Vorschriften, welche die Hebung der Volksgesundheit und damit die Verhütung der Tuberkulose im Auge haben. Dazu ist es notwendig, daß das Schulhaus mit seinen gesamten Einrichtungen nicht nur den Anforderungen der Hygiene im allgemeinen entspricht, sondern auch geeignet ist, alle Schädigungsmöglichkeiten, besonders diejenigen,

[1]) Anfragen sind zu richten an die Geschäftsstelle des Deutschen Lehrervereins, Berlin C 25, Kurze Str. 3—5 I

welche zur Infektion Veranlassung geben könnten, fernzuhalten. Sodann hat die Schule ihr Augenmerk auf die hygienische Ausgestaltung des Unterrichtsbetriebes zu richten und muß im Anschluß daran alle jene Einrichtungen zu fördern suchen, welche auf die Hebung der Widerstandskraft des kindlichen Organismus abzielen. Zur Förderung der Volksgesundheit durch die Verminderung der individuellen Schwächlichkeit kann die aufklärende Tätigkeit des Lehrers an Eltern und Schülern und seine Teilnahme an den mannigfaltigsten Wohlfahrtsbestrebungen von reichem Segen sein. In der Fürsorge für das jugendliche Alter zur Abwendung aller gesundheitsschädigenden Einflüsse und zur Erziehung eines kräftigen Geschlechtes eröffnet sich der Schule ein weites Feld lohnender und erfolgverheißender Tätigkeit.

A. Die Verhütung der Ansteckungsgefahr seitens der Schule.

„Die Schulen, in denen unsere Jugend gebildet wird, gehören zu den Dingen, auf die Deutschland besonders stolz ist, und sie sind immer mehr die wichtigsten Anstalten in dem Gemeinschaftsleben des Volkes geworden“ (Festschrift der Stadt Berlin). Darum besteht auch für den Staat die Verpflichtung, dafür Sorge zu tragen, daß die Kinder während ihres Schulbesuches in körperlicher und seelischer Beziehung bewacht und gepflegt werden, so daß ihnen kein Schaden zugefügt werde. Allerdings kann die Schule in sanitärer Beziehung den Kindern von großem Nachteil sein, da sich gewisse Schäden, weil sie im Wesen der Schule begründet sind, niemals ganz beseitigen lassen. Schon durch das Zusammensein vieler Kinder in dem beschränkten Raum eines Schulzimmers und die Vereinigung mehrerer solcher Räume in einem Gebäude werden mancherlei Infektionsmöglichkeiten bedingt.

Die Bekämpfung der Lungentuberkulose beruht, wie bereits im ersten Teil ausführlicher dargelegt wurde, darauf, die Bazillen abzuhalten, in den menschlichen Körper einzudringen und sich dort festzusetzen. Hieraus ergeben sich gewisse Forderungen für die Einrichtung und den Betrieb der Schule, welche auf die Reinhaltung der Schulluft und des Körpers der Schüler hinausgehen.

Staubverhütung in den Schulzimmern. Im Interesse der Reinerhaltung der Luft sollten bei einem Schulbau von vornherein alle Gelegenheiten zu Schmutz- und Staubbildung vermieden werden. Dazu ist in erster Linie zu verlangen, daß der Fußboden möglichst fugenlos ist, sich wenig abnutzt und eine gründliche Reinigung durch Abwaschen in bequemer Weise zuläßt. Besonders unzweckmäßig ist gerade für Schulzimmer mit ihrem stärkeren Verkehr die Dielung aus weichem Holze, und doch ist zumeist diese Fußbodenbekleidung ihrer Billigkeit halber in unseren Schulen weitverbreitet. Wird die Dielung allmählich rauh und splitterig, so findet hier der Staub und der Schmutz die beste Gelegenheit, sich festzusetzen.

a) Reinigung. Da eine gründliche, nasse Reinigung dieses Dielenbelages sehr umständlich ist, wird sie gewöhnlich unterlassen. Man begnügt sich in den meisten Schulen mit einem wöchentlich ein- oder mehrmaligen trockenen Ausfegen und reinigt mit Seife, Wasser und Bürste nur gelegentlich der großen Ferien. Vielfach wird die Reinhaltung der ländlichen Schulen noch von den älteren Kindern besorgt, welche, anstatt gegen die Staubinhalation geschützt zu werden, dabei gerade zur Einatmung des bakterienhaltigen Staubes genötigt sind.

Das trockene Kehren sollte unbedingt verpönt sein. Während dabei nämlich nur die gröberen und festeren Verunreinigungen entfernt werden, wirbelt der leichte, gefahrbringende Staub in die Höhe, um sich hernach wieder auf die Tische und Bänke der Schule niederzusenken. Nur ein feuchtes Aufwischen beseitigt den feinen Staub in genügender Weise. In Anerkennung der hohen Wichtigkeit der Staubverhütung in den Schulen schreibt der Erlaß des preußischen Kultusministeriums vom 9. Juli 1907 vor:

„Auf die Reinhaltung der Schulgrundstücke ist besondere Aufmerksamkeit zu richten. Die Klassenzimmer sind täglich auszukehren und wöchentlich mindestens zweimal feucht aufzuwischen."

Um diese Bestimmung zum Segen der schulbesuchenden Jugend überall zur Durchführung zu bringen, ist vorerst die Bereitstellung entsprechender Mittel zur Schulreinigung seitens der Kommunen anzustreben. Hygienischen Forderungen kann niemals entsprochen werden, ohne daß vermehrte Unkosten entstehen. Hier Sparsamkeit walten zu lassen, kann nur von Verderben sein. Sie schädigt in Gegenwart und Zukunft diejenigen, welche wir als unser bestes Besitztum der Schule anvertraut haben.

b) Ölung. Die Erkenntnis der gefährlichen Rolle, welche der Staub als Überträger der Tuberkelbazillen sowie mancher anderer Infektionserreger haben kann, hat die Frage nach der bestmöglichen Staubbeseitigung in unseren Schulen zu einer oft erörterten gemacht. Sie hat auch dazu geführt, daß man seit längeren Jahren versucht hat, die Holzfußböden der Schulzimmer durch Behandlung mit sogenannten staubbindenden Ölen möglichst staubfrei zu halten. Man verwendet verschiedene Öle, z. B. Dustlessöl, Westrumit, Floricin, deutsches Fußbodenöl und viele andere, welche zumeist bei der Erdöl- und Asphaltgewinnung aus den

Destillationsrückständen bereitet werden. Diese bewirken eine Bindung des sich auf dem geölten Fußboden absetzenden Staubes. Derselbe wird vom Öl durchtränkt; dadurch ist sein Wiederverstäuben fast ausgeschlossen. In Anerkenntnis dieser Vorzüge der Fußbodenölung hat das preußische Kultusministerium in einem Erlaß vom 9. März 1908 — M 19194 — deren Einführung in die Schulen empfohlen und nützliche Hinweise für die Vornahme derselben gegeben.

c) **Fußbodenbelag.** Ein weiteres Mittel, um die Staubentwicklung und damit die unzweifelhaften Gefahren der Staubinhalation in unseren Schulen nach Möglichkeit einzuschränken, bietet die Belegung der Fußböden mit Linoleum. Derselbe verlangt natürlich auch eine öftere gründliche Reinigung; jedoch läßt sich hierbei das nasse Aufnehmen weit besser ermöglichen als bei alten rissigen Fußböden aus weichem Fichtenholz. Eine derartige gründliche und hygienischen Anforderungen entsprechende Reinigung stellt selbstredend erheblich größere Anforderungen an das Reinigungspersonal, und es müßten größere Mittel als bisher für dessen Vermehrung bereitgestellt werden.

d) **Entstäubungsanlagen.** Die in den letzten Jahren in Gebrauch gekommenen Vakuum- oder Preßluft-Entstäubungsapparate beseitigen zwar den Staub in der alleridealsten Weise. Jedoch ist ihre Verwendung für die Schulen bisher noch recht teuer. Dennoch dürfte es der Technik gelingen, Entstäubungsanlagen herzustellen, welche den Verhältnissen der Schule entsprechen. Es würde sich auch für Schulen recht empfehlen, wie es bereits bei anderen Bauten geschieht, ein festes Röhrensystem einzubauen und durch eine im Keller befindliche Maschine den Staub aus allen Klassenzimmern ohne Belästigung von Schülern und Lehrern abzusaugen.

e) **Wandanstrich.** Hinsichtlich der Staubverhütung verdient diejenige Reinigungsart den größten Vorzug, welche den geringsten Staub aufwirbeln läßt. Läßt sich dieser Übelstand auch nicht ganz beseitigen, so kann er doch um ein bedeutendes eingeschränkt werden. Da sich nun ferner der Staub auf die Subsellien, die Wände und die Wandbekleidungen absetzt, ist es ein dringendes Erfordernis, daß auch diese Gegenstände einer täglichen Säuberung unterzogen werden. Erleichtert würde diese Maßnahme, wenn die Wände in Höhe von etwa 2 Metern mit einem leicht abwaschbaren Ölfarbenanstrich versehen würden.

f) **Schulmöbel und Subsellien.** Bei allen in den Schulzimmern zu verwendenden Geräten ist auf größte Einfachheit zum Zwecke einer höchstmöglichen Sauberkeit zu sehen. Dabei brauchen sie keineswegs auf ein ansprechendes, gefälliges Äußere zu verzichten.

Ganz bedeutend wird die Reinigungsmöglichkeit noch erhöht durch die Ausstattung der Schulen mit zweisitzigen Bänken, z. B. nach dem Rettigschen System. Sie gestatten durch ihre Umlegbarkeit eine weit intensivere Reinigung des Fußbodens als die am Erdboden befestigten Bänke. Vor allem ist aber den Vorzügen der Rettigbank vor dem starren Banksystem noch eine hohe erziehliche Bedeutung zuzusprechen, die sich darin zeigt, daß die Schüler für die Hygiene ihrer eigenen Wohnung einsehen lernen, daß eine gründliche Vertilgung des Staubes auch unter allen Möbeln vorgenommen werden muß.

Reinhaltung des Schulgebäudes. Der Staub der Fußböden unserer Schulen wird zumeist von den Kindern mit ihrem Schuhwerk von der Straße hereingebracht. Diesem Einschleppen von Schmutz und Staub muß vorgebeugt werden, indem die Zugänge und Höfe der Schulen in der Nähe der Eingänge durch Pflasterung befestigt werden. Die Eingänge selbst müßten in ihrer ganzen Breite mit mehrere Meter langen Fußabstreifern (Scharreisen und Matten) versehen werden. Beim Betreten des Schulhauses bei feuchtem Wetter und beim Hereinströmen nach den Frühstücks- und Erholungspausen sind die Kinder stets anzuhalten, ihre Füße zu reinigen; denn je weniger der Boden mit Staub verunreinigt wird, desto geringer ist die Gefahr einer Infektion.

Speigefäße. Wohl die unangenehmste, infolge ihres infektiösen Charakters in gesundheitlicher Hinsicht sicher aber die gefährlichste Verunreinigung bilden die Spuckreste in den Räumen unserer Schulen. Bei den Schulkindern ist nun zwar der Auswurf seltener, auch bei der Erkrankung an Tuberkulose, als bei den Erwachsenen. Dennoch werfen auch tuberkulöse und mit Katarrhen der Luftwege behaftete Kinder aus. Vor allem sind aber gerade die Lehrpersonen oft von entzündlichen Hals- und Rachenkatarrhen oder von Bronchialentzündungen heimgesucht, welche sie zum Auswerfen nötigen. Dieser Auswurf soll nicht auf den Fußboden gelangen, ebenso nicht etwa in die Taschentücher (deren Besitz bei den meisten Volksschulkindern gar nicht einmal vorauszusetzen ist) entleert werden. Es müssen an allen Orten mit lebhaftem Verkehr, vor allem in unseren Schulen, hygienisch einwandfreie Vorkehrungen getroffen werden, um den Auswurf gefahrlos zu beseitigen. Die Schule kann in diesem Punkte eine sehr segensreiche hygienische Mission erfüllen, indem sie die kommende Generation zum Gebrauch der Spucknäpfe erzieht.

Um die Infektion durch eingetrockneten Auswurf auszuschließen, ist es notwendig, daß aller Auswurf in Spucknäpfe entleert werde. Dieselben müssen in genügender Anzahl in jedem Klassenzimmer (auch in sonstigen Unterrichtsräumen), auf den Gängen des Schulhauses und auf dem Hofe angebracht sein. Zur Vermeidung des Eintrocknens ihres Inhalts ist die Füllung mit Wasser (niemals mit trockenem Sand oder Sägespänen) zu empfehlen. Wünschenswerter als die Füllung mit Wasser wäre diejenige mit einer desinfizierenden Flüssigkeit, um eine sichere Abtötung der Bakterien herbeizuführen. Für die besonderen Zwecke der Schulen sind lediglich einfache, möglichst unzerbrechliche Geräte zu fordern, deren Anschaffungskosten nicht allzu hoch sein dürften. Für die Aufstellung der Spucknäpfe ist der Vorschlag eines der maßgebendsten Hygieniker besonders beachtenswert, nach welchem die Spucknäpfe in einer der Größe der betreffenden Schüler entsprechenden Höhe an den Wänden anzubringen sind. Es wird hierdurch nicht allein ein unvorsichtiges Umstoßen seitens der Kinder vermieden, sondern es gelingt ihnen auch leichter, in den Spucknapf hineinzutreffen, ohne vorbeizuspucken.

Es möge an dieser Stelle auch noch eines weiteren Umstandes gedacht werden, welcher besonders in der Jetztzeit zu einer Verunreinigung der Schulzimmer führt. Die Klassenzimmer werden oft als Versammlungsorte für andere Personen in der schulfreien Zeit benutzt. Nicht allein, daß sie am Nachmittage noch die Fortbildungsschüler beherbergen, sondern auch Versammlungen, Wahltermine usw. werden in ihnen abgehalten. Aus schulhygienischen Gründen und insbesondere zur Verhütung einer zu starken Verunreinigung wäre diesem Gebrauche entgegenzutreten. Auch ist seitens des Lehrers immer streng darauf zu achten, daß die Fenster des Schulzimmers in der benutzungsfreien Zeit stets geöffnet werden.

Förderung der Reinlichkeit durch die Schule. Für die Erhaltung der Sauberkeit in unseren Schulen ist die möglichst frühzeitige Heranziehung der Kinder von großem, erziehlichen Werte. Besonders bieten die Mädchenschulen in dieser Beziehung ein weites und dankbares Feld, indem die Mädchen als zukünftige Hausfrauen an der Sauberkeit der Schulstube ein Vorbild haben für die eigene Häuslichkeit; denn hierbei gilt vor allem das alte Pädagogenwort, daß Worte zwar lehren, aber Beispiele erziehen.

„Erziehung und Sitte,
Gewohnheit als dritte,
Sind bessere Hüter
Als strenge Gebieter!“

Nur so wird es möglich werden, bei dem Volke ein größeres Verständnis für Sauberkeit, mehr Achtsamkeit auf den Auswurf Tuberkulöser und bessere Vorsicht bezüglich der Abwehr einer Infektion zu erzielen. Gestützt auf die in der Schule gewonnene Erkenntnis und Erfahrung werden die Mütter der zukünftigen Generation mit zur Sanierung der Wohnungsverhältnisse beitragen können, welche in der Tuberkulosebekämpfung an erster Stelle stehen.

Der hygienischen Wissenschaft ist es gelungen, immer deutlicher den Nachweis zu erbringen, daß der Schmutz einer der gewaltigsten Feinde der Menschheit ist, der an vielen Krankheiten, insonderheit auch an der Tuberkulose, mitschuldig ist. Darum muß die Schule in allen Kindern den Sinn für Reinlichkeit zu wecken und zu fördern suchen, damit sie bestrebt sind, den Schmutz nicht nur von ihrem Heim, sondern vor allem von ihrem eigenen Körper fernzuhalten.

Die Erkenntnis, daß die Hände unserer Schüler in ihren vielen Falten und Furchen, besonders aber in dem Schmutze der Nägel lebensfähige Tuberkelbazillen bergen können, legt dem Lehrer die Verpflichtung nahe, stets auf absolute Reinheit der Hände zu sehen. Die Kinder müssen veranlaßt werden, dieselben so oft wie nur möglich gründlich zu säubern. In der Schaffung von Waschgelegenheiten liegt darum eine der elementarsten Forderungen auch zur Tuberkulosebekämpfung.

Eine sehr große Rolle bei der Bewahrung des einzelnen vor einer Infektion spielt der Bädergebrauch wie überhaupt eine regelmäßige systematische Wasseranwendung. Aus diesem Grunde sind auch die bereits von vielen Städten errichteten Schulbäder ein wichtiges Mittel zur Förderung der Volksgesundheit. Sie sind überall in erfreulicher Entwicklung begriffen, und es gibt nur wenige städtische Gemeinwesen, welche bei Schulneubauten nicht ein Schulbad vorgesehen haben. Auf dem Lande zeigen sich erst vereinzelte Anfänge von Schulbädern. Im Kreise Schmalkalden hat sich das Dorfbadewesen dank der warmherzigen Fürsorge des damaligen Landrats, jetzigen Geh. Reg.-Rats Dr. Hagen zu einer hohen Stufe entwickelt. Die meisten der dortigen Gemeinden können den Kindern die Wohltat eines Schulbades gewähren. Recht verdienstvoll sind die Bestrebungen der „Deutschen Gesellschaft für Volksbäder“ auf diesem Gebiete. Auf ihre Anregungen hin entstanden gerade in den letzten Jahren zahlreiche Sommerfreibäder, welche bei geringen Anlagekosten und mit niedrigen Betriebsmitteln überall eingerichtet werden können[1]). Sie bilden

[1]) Auskunft darüber erteilt die Geschäftsstelle in Berlin-Steglitz, Ringstr. 10.

willkommene Stätten zur Gesunderhaltung und Ertüchtigung unserer Jugend, besonders da sie zumeist mit Sonnenbädern, Spiel- und Sportplätzen verbunden sind. Selbst kleinere Dorfgemeinden könnten in dieser Weise Schwimmgelegenheiten schaffen. Es wäre nur zu wünschen, daß sich die Schulbäder allenthalben zu einer allgemein geschätzten Institution erheben möchten. Des Lehrers Tätigkeit an diesem hygienischen Reformwerk würde darin bestehen, die zumeist fakultative Beteiligung der Schüler durch entsprechende Hinweise über den Nutzen des Badens und durch Überwindung etwaiger Vorurteile möglichst zu erhöhen. „Im Bade liegt das Heil", vor allem auch für die schwächlichen, zur Tuberkulose neigenden Kinder.

Lüftung und Heizung der Schulen. Zur Sorge für das Wohlbefinden der Schüler gehört weiter die Beschaffung ausreichender und möglichst reiner Luft in den Schulräumen. Die Atemluft in den Schulzimmern wird notwendigerweise durch die Ausscheidungen der Lunge und der Haut, durch die von den Kleidern der Kinder ausgehenden Riechstoffe sowie im Winter durch die von Beleuchtungskörpern und Heizvorrichtungen herrührenden festen und gasförmigen Verbrennungsprodukte verunreinigt. Die Schädlichkeit aller dieser Einflüsse wird noch erhöht, wenn die Größe des Schulzimmers nicht in dem richtigen Verhältnis zu seiner Frequenz steht. Darum sollte schon aus hygienischen Gründen eine Überfüllung der Klassen vermieden werden. Für die Zufuhr frischer und einwandfreier Atemluft ist durch die richtige Bedienung der Ventilationsanlagen — bei Fernhaltung kalten Luftzuges — stets zu achten. Die vollkommenste Durchlüftung ermöglichen die sogenannten Kippfenster. Die oberen Fensterflügel sind um die untere Achse drehbar und nach innen zu öffnen. Die eintretende kalte Luft wird gezwungen, zunächst an die Decke zu gehen, um dort vorgewärmt zu werden. Um die Klassenluft nicht zu verschlechtern, ist auf die Ablage der Garderobe außerhalb der Schulzimmer zu achten. Eine Kleiderablage auf den Fluren der Schulen sollte eine hygienische Selbstverständlichkeit sein.

Die Tatsache, daß eine kräftige Lichteinwirkung imstande ist, die Entwicklung von Bakterien zu verhindern, läßt hinsichtlich der Beleuchtung unserer Schulzimmer die Forderung nach ausreichender natürlicher Belichtung nur gerecht erscheinen. „Licht und Luft sind zwei mächtige, unersetzliche und doch so billige Hilfsmittel der Gesundheitspflege" (Orth). Möge keine Schule ihren Sorgenkindern diese natürlichen Heilfaktoren vorenthalten!

Bei der großen Bedeutung, welche nachgewiesenermaßen die Erkältung — ausgehend von nassen, kalten Füßen — für mancherlei Infektionskrankheiten als auch für die Herabsetzung der körperlichen Widerstandskraft im allgemeinen besitzt, ist die richtige Temperierung der Schulzimmer von hoher Wichtigkeit. Zur Fernhaltung der Fußbodenkälte achte der Lehrer auf Vermeidung von Zugluft beim Öffnen der Fenster. Eine nicht minder wichtige gesundheitsfördernde Maßnahme der Schule besteht in der Bereithaltung trockener Fußbekleidung (Reservefilzschuhen) für solche Kinder, welche mit nassem oder unzulänglichem Schuhwerk zur Schule kommen. Des weiteren hätte die Schule dafür zu sorgen, daß den Schülern besonders in den Stadtschulen nicht bei den Spaziergängen auf dem Schulhofe während der kalten Jahreszeit Anlaß zu Erkrankungen gegeben werde. Durch den Pausenspaziergang wird die Fußtemperatur erheblich herabgesetzt und steigt erst allmählich wieder auf ihre normale Höhe. Schwächliche und blutarme Kinder leiden sehr unter dieser Abkühlung der Füße. Katarrhe der Luftwege mit allen ihren lästigen Begleiterscheinungen sind die notwendigen Folgen, und den Bakterien der Infektionskrankheiten sind in der erkrankten Schleimhaut Eingangspforten eröffnet. Als recht geeignet für die Warmhaltung der Füße hat sich auch das Fußbrett an den Schulbänken (z. B. bei der Rettigbank) erwiesen.

Licht, Luft und Sauberkeit, das sind drei Hauptpunkte im Kampfe mit dem Tuberkelbazillus. Diese Heilfaktoren vermag jede Schule ihren Kindern bei einigermaßen gutem Willen zu liefern. Erscheinen auch die dazu erforderlichen Maßnahmen nur als bedeutungslose Kleinarbeit, so sind sie doch hochbedeutsame Mittel der Tuberkuloseverhütung; denn „Ein Quentchen Vorbeugung ist besser als ein Zentner Heilung" — auch hinsichtlich der Tuberkulose.

B. Die Hebung der Widerstandskraft des kindlichen Körpers.

In einem sehr lesenswerten Buche: „Die hygienische Forderung" sagt der bekannte Sozialhygieniker Prof. Dr. Grotjahn-Berlin: „Mit unserem Begriff von Schule und Unterricht sind nun einmal untrennbare Bedingungen verknüpft, die der Gesundheit der heranwachsenden Jugend abträglich sind: das Sitzen und das Einatmen verbrauchter Luft. Beides arbeitet in seinem gesundheitswidrigen Einflusse nach der gleichen Richtung. Die schlechte Haltung des Brustkorbes erlaubt den Lungen nur oberflächlich zu atmen und die verbrauchte unangenehme Schulluft ermuntert nicht zu tiefem Atemholen."

Darum sollte der gesamte Unterrichtsbetrieb stets darauf achten, daß er die körperliche Widerstandsfähigkeit des jugendlichen Organismus nicht in schädlicher Weise beeinträchtigt.

Hierzu ist in erster Linie notwendig, daß die Ausbildung des Geistes nicht auf Kosten der physischen Entwicklung geschieht. Dem will die moderne Schulerziehung dadurch gerecht werden, daß sie alles das besonders fördert, was der körperlichen Entwicklung der Jugend zugute kommt.

Die hygienische Bedeutung der Schulreformen. Durch den Krieg hat auch die geistige Ausbildung unserer Schüler Schaden erlitten. Körperliche und seelisch-geistige Gesundheit unserer Jugend müssen wir unter gewaltigen Anstrengungen erst wieder erringen. Es gibt aber keine echte Volksgesundung anders als auf dem Wege der Volkserziehung. Zur Erreichung derselben fordert die neuzeitliche Pädagogik die Einheitsschule, die auch vom Standpunkt der Tuberkulosebekämpfung verschiedene Vorteile gegenüber den bisherigen Schulsystemen verspricht.

In der Einheitsschule wird sich die erzieherische Fürsorge weit mehr als bisher auf die körperliche Pflege und Ausbildung der Jugend erstrecken. Durch stärkere Betonung der Sinnes- und Körperbildung wird die körperliche Gesundheit gefördert, was insbesondere der Dispositionsprophylaxe der tuberkulosebedrohten und -verdächtigen Kinder sehr zustatten kommt.

Der von allem äußeren Druck befreite Arbeitstrieb des Kindes soll in der neuen Schulform im „Arbeitsunterricht“ am vollsten zur Geltung gebracht werden. Soweit sich dieser Unterricht im Freien abspielt, etwa in Form der bereits eingeführten „Gartenarbeitsschule“ oder in Gestalt anzustrebender „Schulgüter“ in Anlehnung an die vorhandenen „Landeserziehungsheime“, wird er auch die Gesundheit unserer Schuljugend aufs günstigste beeinflussen. Durch eine derartige unausgesetzte körperliche Förderung des Individuums bis zum endgültigen Abschluß der Entwicklung seiner Körperteile wird die Widerstandskraft des Organismus gehoben und dem Angriff des Tuberkelbazillus entgegengearbeitet. In Verfolg dieser Arbeitsschulung wird es auch leichter möglich werden, die tuberkulosebedrohten Kinder beim Abgange von der Schule einem zusagenden Berufe zuzuführen, bei dem ihre Konstitution nicht Schaden leidet.

In der Einheitsschule sollen alle diejenigen Schulforderungen abgestellt werden, durch die eine Unlust zur Arbeit und damit ein inneres Widerstreben gegen die Schule herbeigeführt werden könnte. Durch diese psychohygienische Maßnahme würden auch alle diejenigen Schulschwächlinge geschützt werden, deren körperliche Gesundheit nicht den gestellten Anforderungen entspricht. Diese erziehungstechnischen Maßnahmen könnten sogleich zu sozialhygienischen Einrichtungen für Tuberkulöse ausgebaut werden.

Des weiteren bieten die Schulen in ihren sozialen Fürsorgeeinrichtungen wie Kindergärten und Kinderhorte, Ferienkolonien und Waldschulen, Landaufenthalt, Ferienspiele und Wanderungen usw. treffliche Gelegenheiten zur körperfördernden Jugenderziehung, welche imstande sind, der Tuberkuloseentstehung vorzubeugen.

Die Pflege der körperlichen Erziehung. Die geistige Arbeit der Schule greift das Nervensystem an. Das ermattete Gehirn mit seinem trägen Blutumlauf muß entlastet werden. Dies geschieht, indem körperliche Tätigkeit andere Nervenpartien in Anspruch nimmt als die vordem durch geistige Arbeit ermüdeten. So ist die körperliche Betätigung geeignet, die Sitztätigkeit mit ihrer einseitigen Ermüdung auszugleichen, weswegen eine entschiedene Körperpflege unserer Jugend durch Spiel, Turnen und Wandern in allen Schulen zur Hauptforderung erhoben werden muß.

Der hohe gesundheitliche Wert des Turnens beruht auf der Erweiterung der Lungen. Durch die Sitztätigkeit in der Schule wird unser wichtigster Atemmuskel — das Zwerchfell — ausgeschaltet. Bei dieser Muskelruhe wird nur ein Siebentel der Gesamtheit der Lungenbläschen an der Atmung beteiligt. Dagegen ist aber die Anteilnahme der gesamten Lunge, vor allem der besonders zur Tuberkuloseerkrankung disponierten Spitzen unerläßlich. Diesen Abschnitten fehlt die Anregung zur weiteren Entwicklung. Darum sind alle jene systematischen Übungen besonders vorzunehmen, welche die gesamte Einatmung beschleunigen und vertiefen.

Eine schulmäßig geübte Atemgymnastik, die die Bedeutung eines funktionellen Reizes für die Entwicklung der ganzen oberen Brustkorbpartie hat, muß ein regelmäßiger täglicher Bestandteil des Unterrichts sein. So forderte es auch der Erlaß des preußischen Kultusministers vom 13. Juli 1910, der zugleich mit der Einführung einer dritten wöchentlichen Turnstunde die Veranstaltung von Atmungs- und Freiübungen vorsah an solchen Tagen, an denen kein Turnunterricht stattfindet. Im besonderen wurde bestimmt, daß

1. im Freien zu üben ist, im geschlossenen Raum nur nach gründlicher Lüftung.

2. Die Übungen sind nicht in die Pausen zu legen. Am zweckmäßigsten werden sie vor einer Pause vorgenommen, so daß dieselbe unmittelbar daran sich anschließt.

3. Die Dauer solcher Übungen soll 5—10 Minuten betragen.

4. Erwünscht ist es, wenn der Lehrer selbst an den Übungen praktisch teilnimmt.

Bezüglich der Auswahl der Atemübungen ist zunächst ihr Zweck für die Atmung ins Auge zu fassen. Man unterscheidet danach:

1. Übungen zur Erzielung vollkommenster und tiefster Ein- und Ausatmung;
2. Muskelübungen zum Zwecke der Kräftigung der Hals-, Brust-, Schulter- und Rückenmuskeln;
3. Übungen zur Weitung der Atmung bei langsamer Ausdehnung und langsamer Erschlaffung der Lungen;
4. Übungen für das Atmen mit einzelnen Lungenabschnitten, als Bauch-, Flanken-, Spitzenatmen.

Je nach der Schwierigkeit werden die Übungen auf die einzelnen Stufen verteilt. So gruppiert Richter, Dresden, die Übungen folgendermaßen:

Unterstufe (1. und 2. Schuljahr):

1. Ausblasübung.
2. Einatmungsübung.
3. Atmen mit Rumpfbeugen.
4. Bauchpreßübung.

Mittelstufe (3.—5. Schuljahr):

5. Armkreisübung.
6. Atmen mit Hüftstütz.
7. Rumpfbeugeübung (Verstärkung von 6).
8. Seitbeugeübung (kombiniert mit Übung 6).

Oberstufe (6.—8. Schuljahr):

9. Kopfbeugeübung.
10. Kopfstützübung.
11. Kopfkreisübung (kombiniert mit 6).
12. Einseitiges Atmen (Verstärkung mit 8).
13. Rumpfbeugen im Sitz (Verstärkung von Übung 6).

Alle Maßnahmen der körperlichen Jugendbildung haben natürlich einen nicht zu unterschätzenden Einfluß auf die vorteilhafte Entfaltung des Brustkorbes. Zur gesunden Entwicklung des Gesamtorganismus werden sie fördernd unterstützt durch eine geregelte Atemschulung in reiner, frischer Luft, am besten im Freien. Lauf und Spiel sind die besten Atemübungen. Durch Herabminderung der körperlichen Empfänglichkeit für die Tuberkuloseinfektion würden diese Übungen zu einem wesentlichen prophylaktischen Hilfsmittel der Tuberkulosebekämpfung unter der Jugend.

Ein weiterer Hauptprogrammpunkt unserer Tuberkulosebekämpfung muß die Sorge für eine gesunde körperliche Entwicklung der schulentlassenen Jugend werden. Gerade die Tatsache, daß der Ausbruch eines tuberkulösen Lungenleidens oftmals mit dem Ablauf der Körperreife zur Zeit der Pubertät und dem Eintritt körperlicher beruflicher Tätigkeit zusammenfällt, läßt gewisse volkserzieherische Maßnahmen für dieses Zeitalter dringend notwendig erscheinen.

Vom ärztlichen Standpunkt aus ist die Forderung aufgestellt worden, daß pflichtmäßige Leibesübungen — in gewissem Umfange auch für die weibliche Jugend — bis etwa zum 20. Lebensjahre eingeführt werden. Das Reichsjugendwohlfahrtsgesetz bietet hierfür die erforderlichen Handhaben. Wenn wir durch die Förderung der körperlichen Entwicklung unserer berufstätigen Jugend den Ausbruch der offenen Lungentuberkulose hintanzuhalten vermöchten, so wäre das ein wahrhaft prophylaktisches Vorgehen im Tuberkulosekampfe.

Verlangt muß ferner werden, daß die Pflege der körperlichen Erziehung der Mädchen in allen Schulen eine ungleich stärkere Betonung als bisher finde. Daneben sind auch die Pflege des Bewegungsspiels für Knaben, des Laufes, der Wanderungen, des Eislaufens die besten Mittel zu einer wirksamen Lungenpflege. Zur Durchführung aller dieser körperlichen Übungen und zur kräftigen Entwicklung eines gesunden, widerstandsfähigen Körpers ist die Einführung eines Nachmittags für Leibesübungen in freier Luft — bei Befreiung von jeglicher Schularbeit — für alle Schulen ein dringendes Erfordernis. Luft und Bewegung werden erst recht der schwächlichen, zur Tuberkulose neigenden Jugend zur Gesundheit verhelfen.

C. Die Förderung der Volksgesundheit durch die Schule.

„Es ist ein alter Erfahrungssatz, daß die Verwertung wissenschaftlicher Ergebnisse im praktischen Leben nur dann mit Erfolg geschieht, wenn jene, denen sie frommen sollen, zur Mitarbeit herangezogen werden“ (Burgerstein). Dies gilt in hohem Maße auch von der Verhütung der Tuberkulose. Die Erkrankung an derselben ist ja doch nicht nur eine Folge der vielfachen äußeren Übelstände, die durch behördliche Maßnahmen oder sonstige freiwillige Fürsorgetätigkeit beseitigt werden könnten. Vielmehr trägt zur Erkrankung an der Tuberkulose eine unvernünftige Lebensweise bei, welche nicht mit den Lehren der Gesundheitspflege im Einklang steht.

Von großer Wichtigkeit für eine gesunde Lebenshaltung ist eine zweckmäßige Ernährung. Ein mangelhaft ernährter Körper vermag sich nicht dem Eindringen der Tuberkulose zu widersetzen. Leider aber herrschen in den weitesten Kreisen geradezu naturwidrige Anschauungen in betreff der Ernährungsfrage. Den gröbsten Ernährungsfehlern begegnen wir in allen Schichten der Bevölkerung. Weiter begünstigt werden noch diese Fehler in der Ernährung durch reichlichen Alkohol- oder Kaffeegenuß. Hier könnten die Bestrebungen der Schule zur Belebung des gesunden Sinnes für zweckmäßige Ernährung und zur Erweckung eines rechten Verständnisses für die schädlichen Folgen des Alkoholgenusses reichen Gewinn bringen für die Hebung der Volksgesundheit. Es muß ferner die Schule dafür eintreten, daß in einem besonderen Haushaltungsunterricht den Mädchen die Auswahl, Zusammensetzung und Zubereitung der Speisen gelehrt werde. Mit der Verbesserung der Volksernährung wird eine Verminderung mancher Krankheiten, auch der Tuberkulose, herbeigeführt werden.

Ein weiteres Vorbeugemittel gegen zahlreiche ansteckende Krankheiten ist eine gesunde Mundschleimhaut sowie ein gesundes Gebiß. Bei der großen Verbreitung der Zahnfäulnis ist die Belehrung der Schulkinder über die wirksamste Zahn- und Mundpflege in allen Schulen eine zwingende Notwendigkeit. Zur Förderung dieser Bestrebungen hat sich in Berlin das „Deutsche Zentral-Komitee für Zahnpflege in den Schulen“ gebildet. Dasselbe bezweckt die Begründung von Schulzahnkliniken zur Behandlung zahnkranker Kinder und die Verbreitung allgemeinverständlicher, zahnhygienischer Schriften. Die Erziehung der Kinder zur Pflege ihrer Zähne, im Verein mit der dadurch ermöglichten besseren Ausnutzung ihrer Nahrung ist geeignet, die Widerstandsfähigkeit des kindlichen Körpers gegen die Erkrankung an Tuberkulose herabzusetzen.

Zusammenwirken mit dem Elternhause. Soll nun die von der Schule eingeleitete Aktion von nachhaltigem Erfolge begleitet sein, so muß sie gewissermaßen im Elternhause ihre Fortsetzung finden. Demgemäß ist das Zusammenwirken von Schule und Haus hinsichtlich der Gesundheitspflege im Kindesalter ein unerläßliches Erfordernis. Als ständige Einrichtung zur Aussprache zwischen den natürlichen und berufsmäßigen Erziehern sollen die Elternabende beiden Gelegenheit geben, sich über das körperliche Wohlergehen der Kinder in der Schule zu äußern. Recht erfreulich ist die Mitarbeit mancher Elternbeiräte an der gesundheitlichen Ertüchtigung der Schuljugend.

„Es gibt kein gesundes Volk ohne gesunde Individuen.“ Diese müssen wir erziehen, damit ein gesundes Geschlecht heranwachse.

Dazu ist ein fortwährender Zusammenhang der Schule mit der elterlichen Erziehung eine der ersten und notwendigsten Vorbedingungen. Was die Schule Segensreiches stiftet für den Tuberkuloseschutz, das muß im Schoße der Familie liebevolle Beachtung und verständnisvolle Förderung finden, damit das Kind bewahrt bleibe vor früherem oder späterem Untergange an der verheerendsten aller Volkskrankheiten — der Tuberkulose.

Kinderarbeit und Kinderschutzgesetz. Wenn es heutzutage als erwiesen gelten muß, daß jeder 3. Todesfall im arbeitsfähigen Alter durch die Tuberkulose verursacht wird, so kann man wohl ohne weiteres schließen, daß die gesundheitlichen Übelstände, welche mit der körperlichen Arbeit, besonders der Industriearbeit zusammenhängen, die stete Ursache für frühes Siechtum oder den Tod bei den Arbeitern sind. Weit schädigender aber muß diese Arbeit noch für die Kinder und Jugendlichen sein, deren Kraft und Widerstandsfähigkeit den Anstrengungen der Industriearbeit keineswegs gewachsen ist. Durch das Kinderschutzgesetz vom 30. März 1903 wurde versucht, den Schädigungen, welche die frühzeitige Erwerbsarbeit den Kindern physiologisch und psychologisch zufügt, entgegenzutreten. Im Interesse der typischen Tuberkulosebekämpfung verdient insbesondere der § 20 des Gesetzes Beachtung, welcher besagt, daß beim Zutagetreten erheblicher gesundheitlicher Mißstände gelegentlich der Beschäftigung eines Kindes auf Antrag der Schule die Polizeibehörde befugt ist, die Arbeit einzuschränken oder gänzlich zu untersagen. Dem Lehrer in Gemeinschaft mit dem Schularzt ist hierdurch Gelegenheit gegeben, für die Verhütung der Tuberkulose durch Einschränkung anstrengender Arbeit der Schulkinder segensreich zu wirken. Erwünschter und zweckmäßiger wäre es noch, wenn jede Beschäftigung schulpflichtiger Kinder erst zugelassen würde, wenn der Lehrer hinsichtlich der geistigen und der Schularzt bezüglich der körperlichen Entwicklung ihr Gutachten abzugeben hätten. Dann würden gesundheitsschädigende Beschäftigungen der Kinder von vornherein vermieden werden.

Nur wenn die physische und psychische Leistungsfähigkeit im Einklang steht mit den Anforderungen der zu leistenden Arbeit, ist sie als gesundheitsförderlich anzusehen. Darum kann man auch nicht von vornherein jede landwirtschaftliche Beschäftigung als Heilmittel z. B. für Tuberkulose ansehen. Sehr häufig erwachsen gerade den Kindern auf dem Lande gesundheitliche Schädigungen aus ihrer Arbeit. Mangelhafte Bekleidung, verbunden mit den Unbilden der Witterung, rufen bei der ländlichen Jugend mancherlei Erkältungskrankheiten hervor, welche im Verein mit einer unzweckmäßigen Ernährung ebenfalls die Tuberkuloseinfektion begünstigen. Deshalb ist auch in ländlichen Verhältnissen seitens der Schule die Lohnarbeit der Kinder zu überwachen, damit von ihnen nach dem Pestalozzi-Wort nur „wahre Menschenarbeit" geleistet werde, welche allein imstande ist, die körperlichen Kräfte zu fördern und der Tuberkulose in der Jugendzeit wirksam zu begegnen.

Teilnahme an Wohlfahrtsbestrebungen. Haben wir im Kapitel über die gesundheitlichen Belehrungen die Notwendigkeit erkannt, die Schüler über zweckentsprechende und ausreichende Ernährung aufzuklären, so steht der Beschaffung derselben bei vielen minderbemittelten Familien die materielle Notlage entgegen. Bei einer großen Anzahl von Schulkindern ist eine gewisse Unterernährung schon in frühesten Jahren zu konstatieren. Schon in Friedenszeiten hatte man deswegen in Großstädten eine Schulkinderspeisung für nötig gehalten. Nach Ermittlungen der Zentralstelle für Volkswohlfahrt aus dem Jahre 1909 belief sich damals die Zahl der Kinder, die aus irgendeinem Grunde zu Hause unzureichend ernährt waren, auf zirka 350 000 in Deutschland. In 189 Städten waren damals schon Schulkinderspeisungen in irgendeiner Form eingeführt. In manchen ländlichen Schulen, z. B. in denen des Kreises Malmedy, wurde den auswärtigen Schulkindern nach Beendigung des Vormittagsunterrichtes eine Portion warmer Suppe verabreicht. In bedeutendem Umfange hat der Krieg und die nachfolgende Zeit die Ernährungsverhältnisse allenthalben verschlechtert. Die Herabminderung des Ernährungszustandes bei den Kindern bedingte natürlich auch eine Minderung der natürlichen Immunität gegen Tuberkuloseinfektion. In der Verhütung dieser durch Bewahrung vor Unterernährung lag gerade die hygienische Großtat des menschenfreundlichen Hilfswerkes der „Amerikanischen Kinderhilfsmission". Die Quäkermahlzeiten bestanden aus besten Rohstoffen, die wir selbst nicht oder nicht in der gleichen Güte hatten (Weizenmehl geringerer Ausmahlung, Schweineschmalz, kondensierte gesüßte und ungesüßte Milch, Zucker, Kakao, Reis und Bohnen) und führten rund 650 Kalorien täglich dem Gespeisten zu. Dadurch, daß sie als Zusatznahrung zu den übrigen häuslichen Mahlzeiten gegeben wurden, ergab sich eine gesteigerte Resistenz und Leistungsfähigkeit des Körpers, welche zur Erzielung eines Tuberkuloseschutzes erforderlich ist.

Des Lehrers Tätigkeit an dergleichen segensreichen Einrichtungen würde in der Veranstaltung der Speisungen und in der Vorauswahl der zu speisenden Kinder zu bestehen haben. Als der „von Gott bestellte Anwalt der Kinder" (Sonderegger) wird er sich dieser Mühewaltung im Interesse der Gesundung seiner Pflegebefohlenen gern und willig unterziehen.

Der Mangel an warmer Oberkleidung oder an ausreichendem Schuhmaterial bewirkt bei vielen unserer armen Volksschulkinder, besonders bei der ungünstigen Jahreszeit, eine Erkältung, welche häufig der Grund zu nachfolgender Lungenkrankheit wird. In solchen Fällen ist auch wieder der Lehrer des bedürftigen Kindes Anwalt, welcher für die Not der jungen Menschenkinder hilfsbereite Hände suchen und finden hilft. Durch Bereitstellung warmer Filzschuhe im Winter für solche Kinder, die mit durchnäßtem Schuhwerk zur Schule kommen, erweisen wir ihnen nicht nur eine Wohltat, sondern fördern gleichzeitig ihr leibliches und geistiges Wohlergehen. Durch verschiedene Regierungsverfügungen ist darum für ländliche Volksschulen die Beschaffung trockener Fußbekleidungen angeordnet worden.

Das vom Reichstage angenommene Reichsgesetz über Jugendwohlfahrtspflege sieht auch eine Regelung der gesundheitlichen Aufgaben der Jugendfürsorge vor. Innerhalb der zu schaffenden Gesundheitsämter ist ein Fachausschuß für Schulkinderfürsorge in Aussicht genommen. Die Durchführung dieser Fürsorgearbeit kann aber nur unter weitgehender Beanspruchung der Lehrerschaft erfolgen. Durch seine Teilnahme an diesen fürsorgerischen Bestrebungen dürfte es dem Lehrer manchmal beschieden sein, aus dem großen Strom realer Nächstenliebe ein kleines Wässerlein hinzuleiten zu der Schar seiner bedürftigen Schulkinder, um ihnen Hilfe zu bringen gegen die größte Krankheit unseres Zeitalters.

IV. Der Tuberkuloseunterricht in der Schule.

Zu den größten Erfolgen der Tuberkulosebekämpfung zählt unzweifelhaft die Herabminderung der Sterbefälle an Tuberkulose um mehr als die Hälfte während eines Zeitraums von fast 30 Jahren. Die Gründe dafür sah Wirkl. Geh. Obermedizinalrat Prof. Kirchner außer in den Auswirkungen der Kochschen Entdeckung des Tuberkelbazillus, der Hebung der allgemeinen wirtschaftlichen Lage des deutschen Volkes und der Förderung der Volksgesundheit durch die Segnungen der sozialen Gesetzgebung auch in der 25jährigen fruchtbringenden Arbeit des „Deutschen Zentralkomitees zur Bekämpfung der Tuberkulose". Ein Hauptpunkt seiner Bestrebungen war von jeher die umfassendste Aufklärungsarbeit. Im Kampfe gegen die Tuberkulose brauchen wir in erster Linie ein Geschlecht, das in seiner Allgemeinheit so weit geschult und durchgebildet ist, daß es die Notwendigkeit der hygienischen Anordnungen und die Zweckmäßigkeit seines eigenen gesundheitlich einwandfreien Verhaltens einsieht. Die Förderung der allgemeinen Volksbildung ist darum auch ein Mittel, das die Dauerhaftigkeit der Erfolge im Kampf gegen die Tuberkulose verbürgt. Ohne eine fortgesetzte Fürsorge für Volksbildung und Volksschule läßt sich die so notwendige günstige Entwicklung der Tuberkuloseverhältnisse nicht erzielen.

A. Notwendigkeit gesundheitlicher Belehrungen.

Diese Zusammenhänge hatte bereits der große Volkserzieher Pestalozzi klar erkannt, der erklärte, daß die Fortschritte der Gesundheitspflege allein durch das Zusammenwirken der medizinischen Wissenschaft mit Technik, Verwaltungswissen und gediegener Volksbildung garantiert werden. Insonderheit findet er die Ursache vieler Volksseuchen in der gänzlichen Unkenntnis von hygienischen Dingen. Gleich ihm klagt ein berühmter Arzt J. P. Frank in seinem „System einer vollständigen medizinischen Polizei" im Jahre 1791: „So vieles bisher über die Erziehung geschrieben worden ist, so finde ich doch, daß man den Artikel der Gesundheit in den meisten öffentlichen Schulen und Erziehungshäusern noch am wenigsten bedacht habe." Erst in den vergangenen zwei Jahrzehnten setzt sich der Gedanke einer hygienischen Jugendunterweisung mehr und mehr durch. Allmählich räumt man schon den gesundheitlichen Belehrungen in der Schule ein bescheidenes Plätzchen ein im Anschluß an die Betrachtung des Menschen in der Naturgeschichte. Die veränderten Verhältnisse unserer Zeit, insbesondere das Anwachsen der Tuberkulosefälle nach dem Kriege stellen auch die Volksschule vor neue und bedeutungsvolle Aufgaben. Diesen trug die Reichsschulkonferenz des Jahres 1920 Rechnung, indem sie die hygienische Jugenderziehung allgemein forderte. Diese ist „die Grundlage der Verbreitung hygienischer Lehren im Volk, der Bekämpfung der Volkskrankheiten und der Hebung der Volkskraft. Die hygienische Erziehung der Schüler ist daher an allen Schulen und auf allen Stufen durchzuführen. Sie hat in der Schule durch die Lehrer zu erfolgen. Der Schularzt ist in geeigneter Weise heranzuziehen." Auch der „Landesausschuß für hygienische Volksbelehrung" in Berlin[1]) läßt sich die Einführung des hygienischen Unterrichts

[1]) Nähere Auskunft erteilt auf Wunsch die Geschäftsstelle des Landesausschusses Berlin NW 6, Luisenplatz 2—4 (Kaiserin-Friedrich-Haus).

in den Schulen sehr angelegen sein. Er hat neuerdings ein methodisches Handbuch für den Lehrer über das Gesamtgebiet der Menschenkunde und Gesundheitslehre geschaffen, betitelt: „Gesundheitslehre in der Schule“ (herausgegeben von Prof. Dr. med. Adam und Rektor Friedrich Lorentz, Verlag von F. C. W. Vogel in Leipzig), welches alle die mit der Tuberkulosebekämpfung zusammenhängenden speziellen Fragen der Volksgesundheit einmal vom Standpunkt der neuesten medizinischen Forschung, zum anderen in bezug auf die methodische Durcharbeitung in den Schulen behandelt.

B. Die Tuberkulosebelehrungen in der Schule.

Von allen Teilgebieten der hygienischen Jugendbelehrung ist die Aufklärung über die Tuberkulose mit am frühesten in den Blickpunkt der Pädagogen gestellt worden. Bereits 1904 forderte eine Entschließung der Internationalen Tuberkulosekonferenz in Kopenhagen, daß „in allen Schulen und anderen Unterrichtsanstalten Unterricht in der Hygiene mit besonderer Berücksichtigung der Tuberkulose eingeführt werde“. Im Anschluß an seine verdienstvollen Feststellungen über die bedrohliche Zunahme der Tuberkulosesterblichkeit im Kindes- und Schulalter forderte sodann der hochverdiente Prof. Kirchner im Jahre 1906 zur Bekämpfung der Tuberkulose die Schule und die Lehrer auf, rationelle Anschauungen über Entstehung und Verbreitung der Tuberkulose überall zu verbreiten. Seine Bestrebungen fanden bei den Behörden gebührende Berücksichtigung. So erließ der preußische Unterrichtsminister am 9. Juli 1907 bereits einen Erlaß betr. Verhütung der Verbreitung ansteckender Krankheiten durch die Schulen (s. Anhang S. 126), in welchem empfohlen wird, „die Schüler gelegentlich des naturwissenschaftlichen Unterrichts und bei sonstigen geeigneten Veranlassungen über die Bedeutung, die Verhütung und Bekämpfung der übertragbaren Krankheiten aufzuklären und die Eltern der Schüler für das Zusammenarbeiten mit der Schule und für die Unterstützung der von ihr zu treffenden Maßregeln zu gewinnen“. Im Anschluß an diesen Erlaß unternahm es das Deutsche Zentralkomitee zur Bekämpfung der Tuberkulose in Berlin unter seinem damaligen Generalsekretär Prof. Nietner durch seine Schrift: „Das Wesen der Tuberkulose als Volkskrankheit und ihre Bekämpfung durch die Schule“ von Nietner und Lorentz die Tatsachen über die Tuberkulose in den Kreisen der Lehrer zu verbreiten. Zugleich wurde in der „Tuberkulose-Wandtafel“ das erste Anschauungsmittel für den Tuberkuloseunterricht geschaffen. Immer mehr hat sich seitdem die Erkenntnis Bahn gebrochen, daß die Bekämpfung der Volkskrankheiten auf die Belehrung und Aufklärung weitester Volkskreise gestützt werden müsse. So hat auch neuerdings die sozialmedizinische Gesetzgebung, insbesondere im Reichs-Tuberkulose-Gesetzentwurf, neben die Anzeigepflicht die Vornahme der Belehrung als eines der großen Mittel der Tuberkulosebekämpfung gesetzt. Diesem Zwecke müssen alle unsere Bildungs- und Kultureinrichtungen dienstbar gemacht werden; hier soll nur im besonderen abgehandelt werden, wie die Schule die Tuberkulosebelehrungen übermitteln kann.

C. Bisheriger Tuberkuloseunterricht.

Die bisherigen Tuberkulosebelehrungen in der Schule erstreckten sich zumeist auf gelegentliche Hinweise in den verschiedensten Unterrichtsfächern oder auch (in Anlehnung an den Ministerial-Erlaß vom 9. Juli 1907) im naturwissenschaftlichen Unterricht. Mit größter Berechtigung hatte dieser Erlaß der Einführung eines besonderen Tuberkuloseunterrichts nicht stattgegeben; er wollte vielmehr die Belehrungen über Tuberkulose in Verbindung mit den anderen Unterrichtsgegenständen behandelt wissen. Dem mehrfachen Verlangen nach besonderen Unterrichtsstunden für Tuberkulosebelehrungen gegenüber verhielten sich die Schulbehörden zumeist ablehnend. Ihr Verhalten wurde damit begründet, daß die Lehrpläne eine Mehrbelastung durch neue Fächer im Hinblick auf die Leistungsfähigkeit der Schüler nicht mehr vertragen könnten. Trotzdem verfehlten die Schuldeputationen der größeren Städte zumeist nicht, dem Verlangen nach gelegentlich zu erteilenden Belehrungen durch Mitteilung an die Lehrerschaft stattzugeben. Um die Lehrerschaft für die Tuberkulosefragen zu interessieren und sie in den Stand zu setzen, auf die Schuljugend in wirksamer Weise einzuwirken, wurden an verschiedenen Orten Informationskurse abgehalten. Recht verdienstvoll war das Vorgehen des Hannoverschen Provinzialvereins zur Bekämpfung der Tuberkulose. Es entsandte als Wanderredner Herrn Lehrer Seebaum aus Hannover, der auf den Kreislehrerkonferenzen möglichst in Gemeinschaft mit dem Kreisarzt oder dem Tuberkulosefürsorgearzt in einem 4stündigen Kursus die Tuberkulosefragen behandelte. In ähnlicher Weise wurde auch in Dresden vorgegangen. Einen neuen, beachtenswerten Weg schlug der Mitherausgeber Herr Dr. Braeuning in Stettin ein, den er auf Seite 45 geschildert hat. Wenn auch die von ihm eingeführte „Tuberkulose-Woche" nur ein Notbehelf sein soll, so ist diese Einrichtung doch recht geeignet, bis zur durchgreifenden Regelung eines systematischen Tuberkuloseunterrichts der gegenwärtigen Tuberkulosenot durch Aufklärung in den Schulen zu begegnen. Nach diesem Muster könnte man auch während der Reichsgesundheitswoche Tuberkulosebelehrungen durch die Schulen vermitteln helfen.

Für die Fortbildung amtierender Lehrer waren an der ehemaligen Akademie in Posen vor dem Kriege von dem bekannten Hygieniker Prof. Wernicke hygienische Kurse eingerichtet worden, welche auch die Tuberkulose eingehend berücksichtigten, und die immer von Lehrern aller Schulgattungen zahlreich besucht wurden. Schon das Eingehen dieser Fortbildungsmöglichkeiten drängt nach Schaffung neuer Bildungswege zur Ausbildung wahrer Volksgesundheitslehrer. Vorbildlich dürfte hierfür das Vorgehen der thüringischen Regierung sein, welche im Frühjahr 1921 zum ersten Male unter Leitung des Hygienischen Instituts der Universität Jena einen zweitägigen Tuberkulosebelehrungskursus für Lehrer einrichtete. Im Verein mit dem badischen Ministerium für Kultus und Unterricht veranstaltete Geh. Rat Prof. Dr. Uhlenhuth im Hygienischen Institut zu Freiburg i. B. im Juni 1924 einen Tuberkulosekursus für Volks- und Fortbildungsschullehrer, der lebhaften Anklang fand. Das Ziel war, die Lehrer so weit in der Kenntnis der Tuberkulose zu fördern, daß es ihnen möglich ist, ihrerseits in den Schulen über die Tuberkulose zu unterrichten. Recht erwünscht wäre es aber noch, wenn neben den gediegenen medizinischen und sozialhygienischen Vorträgen auch wenigstens ein pädagogischer über die Methode des Unterrichts gehalten würde, dem am besten eine praktische Unterrichtslektion über die Tuberkulose zu folgen hätte. Für die amtierenden Lehrer hat der „Landesausschuß für hygienische Volksbelehrung“ 1922 seinen ersten Lehrgang zur Einführung der Lehrer in den Unterricht der Gesundheitslehre veranstaltet, dem weitere gefolgt sind. Auf der 88. Versammlung deutscher Naturforscher und Ärzte zu Innsbruck im Jahre 1924 forderte der Verfasser die Ausgestaltung des Gesundheitsunterrichts an den verschiedenen Schulgattungen. Es wurde dem Reichsministerium des Innern eine Entschließung unterbreitet, welche in allen Schulen hygienische Belehrungen verlangt. Dazu ist es notwendig, daß auch bei der neuen Lehrerbildung die hygienische Vorbildung aller Lehrenden durch geeignete Maßnahmen gebührend berücksichtigt wird.

D. Verbindung mit anderen Unterrichtsgegenständen.

Gerade die Tuberkulosebelehrungen sind in rege Wechselbeziehungen zu allen übrigen Unterrichtsfächern zu bringen. Insbesondere fordert die soziale Bedingtheit der Tuberkulose die Erweckung einer „sozialen Einsicht“ dieser Zusammenhänge in den verschiedensten Unterrichtsgegenständen, nicht allein in den ethischen, sondern auch in den naturwissenschaftlichen und mathematischen.

a) **Deutsch.** Im Deutschunterricht findet sich Gelegenheit, das ethische Moment der Tuberkulosebekämpfung hervorzuheben. Er kann benutzt werden zur Stärkung des Mitgefühls mit den wechselvollen seelischen Emotionen der beklagenswerten Schwindsüchtigen. Hier kann Liebe und Opferwilligkeit erweckt werden für die mannigfachen Fürsorgeeinrichtungen zur Tuberkulosebekämpfung. Recht beachtenswert sind hierfür die vom „Verein zur Bekämpfung der Tuberkulose“ in Chemnitz herausgegebenen Lesestücke für das Chemnitzer Volksschullesebuch des 7. und 8. Schuljahres. Da aber unter den heutigen Verhältnissen nicht überall ein Sammellesebuch eingeführt sein dürfte, so erscheint es doch notwendig, daß bei Heranziehung von Einzelschriften auch solche mit berücksichtigt werden, welche gesundheitliche Fragen behandeln. Wirkungsvoll lassen sich für unsere Zwecke beispielsweise Beschreibungen und Schilderungen eines Kindersanatoriums oder einer Ferienkolonie gestalten. Über die Zweckmäßigkeit solcher Anstalten vermittle man die trefflichen poetischen Ausführungen des verdienstvollen Tuberkulosekämpfers Geh. Rat Prof. Thiele, Dresden, bei der Einweihung eines Kinder-Walderholungsheims in Chemnitz (s. Anhang Seite 129). Im allgemeinen ist bisher die Auswahl solcher Einzelhefte in den bekannten Bogenlesebüchern eine recht geringe. Unsere Wissenschaftslehrer schreiben leider fast durchweg in einer Sprache, die für Schüler nicht verständlich ist. Immerhin gibt es aber auch hierin literarisch wertvolle Darstellungen, aus denen Stoffe für die Belebung unseres Tuberkuloseunterrichts ausgewählt werden könnten. Reicheres Material findet sich hierzu in dem Bogenlesebuch „Gesundheit und Glück“ im Verlage von Julius Beltz in Langensalza.

Im Deutschunterricht wird der Schüler veranlaßt, seine über die Tuberkulose gewonnenen Kenntnisse schriftlich wiederzugeben. Nachdem die unterrichtliche Behandlung der Tuberkulose erfolgt ist, werden die Schüler angehalten, in einer kurzen Niederschrift ein gestelltes oder freigewähltes Thema zu behandeln, wie etwa: Die Ursache der Tuberkulose. — Wie schütze ich mich vor der Tuberkulose? Ein Besuch in einer Auskunfts- und Fürsorgestelle für Lungenkranke. — Wie Licht und Luft die Tuberkulose heilen u. ä. Die Themen sind möglichst eng zu fassen und mit Rücksicht auf die geistige Verfassung der Schüler zu geben. Nur dann entbinden sie ihre produktiven Kräfte; denn „nichts ist im Verstande, was nicht zuvor im Sinne gewesen ist". Von grundlegender Bedeutung ist bei diesen schriftlichen Darlegungen die Bezugnahme auf das eigentliche persönliche Leben und Erleben; denn ist „der Geist der Sache Herr, so sind die Worte leicht". (Seneca). Wenn auch pädagogisch nicht einwandfrei, so doch sozialhygienisch höchst interessant ist das Vorgehen von Dr. Messerschmidt. Er ließ in Linden b. Hannover ohne spezielle Vorbereitung in den Schulen von den Schülern der Oberklassen Aufsätze fertigen über das Thema: „Was ich von der Tuberkulose weiß." An Hand der gelieferten Arbeiten wollte er den Vorstellungsinhalt der Kinder — und eigentlich auch den der mithelfenden Eltern — über die Tuberkulose ermitteln, um so Anhaltspunkte zu finden für die Tuberkuloseaufklärung seitens der Schule. Im allgemeinen wird ja der Aufsatz aber nur auf der Stufe der Anwendung auftreten können, wenn dem Schüler Gelegenheit gegeben werden soll, sein erworbenes Wissen in stilistisch ansprechender Weise anschaulich zu gestalten.

b) Schreiben. Von sonstigen Unterrichtsfächern, welche der Belehrung über die Tuberkulose dienen können, sei auch hier der Schreibunterricht genannt. In Schreibvorschriften bietet sich Gelegenheit, kurze Maßregeln der Tuberkuloseverhütung den Kindern zu geben. Als wertvolle Hinweise seien hierzu die von Prof. Dr. Burgerstein herausgegebenen „Merkverse zur Gesundheitspflege" — Wien — genannt, deren Anschaffung jeder Schule zu empfehlen ist.

c) Rechnen. Um die vielfachen Zusammenhänge der Tuberkulose mit den sozialen Verhältnissen klarzulegen, bietet der Rechenunterricht die geeignetste Gelegenheit. Er gestattet am ehesten ein Eingehen auf die tatsächlichen Verhältnisse des Lebens. Durch die graphische Darstellung der Tuberkulosesterblichkeit vor und nach dem Kriege läßt sich den Kindern am besten der Einfluß sozialer Faktoren auf die Tuberkuloseverhütung und -verbreitung vor Augen führen Die erneute Bezugnahme auf den in einem anderen (vielleicht dem naturkundlichen) Unterricht behandelten Stoff erregt das Interesse des Schülers und erleichtert die Einprägung des Dargebotenen. Wenn dann aus solchen Rechenaufgaben die soziale Bedingtheit der Tuberkulose von den Schülern selbst erkannt und gefunden wird, so wird auch der Rechenunterricht in den Dienst der Arbeitschule gestellt, er wird zur rechnenden Arbeitskunde. Diese Forderung steht im Einklang mit den Bestimmungen moderner Lehrpläne, die an das Ende des bisherigen Rechenunterrichts das volkswirtschaftliche Rechnen unter Herausarbeitung wirtschaftlicher Grundtatsachen verlangen. Dabei könnte auch der Zusammenhänge gedacht werden, welche die Gesundheitspflege mit den übrigen Zweigen des Wirtschaftslebens besitzt. Leider haben die meisten unserer Rechenbücher nur wenig solcher angewandten gesundheitlichen Aufgaben. Es ist somit dem einzelnen Lehrer überlassen, sich selbst das Zahlenmaterial zu passenden Aufgaben zusammenzutragen, wobei die Beschaffung möglichst zeitgemäßer Angaben nicht immer ganz leicht sein dürfte. Es sei hierbei hingewiesen auf die Schriften von Karselt und A. Maier über „Volkswirtschaftliches Rechnen", welche nicht nur Rechenkenntnisse vermitteln wollen, sondern Erkenntnisse an Hand zahlenmäßig durchsetzter Wirtschaftsbilder. Als Beispiel für die Verwendung statistischer Angaben für die Zwecke des Rechnens in den Oberklassen der Volksschulen und in den Fach- und Fortbildungsschulen dienen die auf S. 118f. angeführten Musteraufgaben. Aus dem Lebens- und Erfahrungsgebiete der Schüler lassen sich unschwer dergleichen Aufgaben bilden, oder sie können wenigstens das Material dazu herbeitragen. So würde im Tuberkuloseunterricht auch dem Gesichtspunkt der Bodenständigkeit Rechnung getragen werden. Zahlenmäßig erhalten dann die Kinder einen Einblick in die Erfolge rechtzeitiger Behandlung tuberkulös erkrankter Personen, in die Steigerung des Volkswohlstandes durch die Förderung der Hygiene. Die prozentuale Feststellung der Tuberkulosesterblichkeit in den Arbeiterkreisen führt zu der Einsicht, daß die Gefahr der Erkrankung abhängig ist von der Art der Beschäftigung (z. B. in staubgefährdeten Betrieben). Der Einfluß der Ernährung läßt sich deutlich erkennen an der Zunahme der Tuberkulosesterblichkeit während des Krieges und dem Absinken nach Hebung der Volksernährung. Sehr deutlich kann man den Kindern der Volksschule den Einfluß sozialer Reformen auf die Volksgesundheit illustrieren durch zahlenmäßige Angaben im Anschluß an die soziale Gesetzgebung. „Nur unter Inanspruchnahme der Schule ist volles Verständnis und individuelle Mitwirkung für die großen sozialreformatorischen Aufgaben der Gegenwart und Zukunft zu erreichen, insbesondere auch auf diesem Gebiete der sozialen Hygiene." (Prof. Breitung.)

d) **Leibeserziehung.** Nachdem man neuerdings in der Luft und in der Sonne die wesentlichsten Heilfaktoren für die Behandlung der Kindertuberkulose erkannt hat, gewinnt auch die Leibeserziehung in der Schule für die Tuberkuloseverhütung und -bekämpfung eine erhöhte Bedeutung. Als eine vorbeugende und heilende Maßnahme hinsichtlich der Tuberkulose ist insbesondere die Nacktbetätigung beim Schulturnen nachdrücklichst hervorzuheben. Das Licht-, Luft- und Sonnenbad ist schon eine Leibesübung in des Wortes eigenster Bedeutung, weil hier eines der größten Organe unseres Körpers — die Haut — geübt wird. In der Kinderheilstätte Hohenlychen bei Berlin wird die Tuberkulosebehandlung vielfach unterstützt durch Nacktübungen. Geh. Rat Prof. Bier äußert sich selbst darüber: „Wir heilen jetzt unsere verderblichste Volksseuche, die Tuberkulose, mit einem hohen Grade von Wahrscheinlichkeit durch Sonnen- und Luftbäder. Ich halte es deshalb für sehr wahrscheinlich, daß die Tuberkulose eine seltene Krankheit sein würde, wenn allgemein das Volk Sonnen- und Luftbäder nähme." Auch der Turnunterricht unserer Schulen muß von solchem gesundheitlichen Geist durchdrungen sein. In der Zeit der aufwuchernden „Bazillenfurcht" kann im Turnunterricht die hohe Bedeutung der Körperanlage gegenüber den krankmachenden Einflüssen der Krankheitserreger ins rechte Licht gerückt werden. So fordert der neuzeitliche Betrieb der Leibesübungen in der Schule auch „Anleitungen und Gewöhnungen zur Gesundheitspflege". Nach den unterrichtlichen Belehrungen soll hier Gelegenheit geboten werden, praktische Gesundheitspflege zu betreiben. Bei den Vorbereitungen zu den Wanderungen oder Schulausflügen, auf dem Turn- oder Spielplatz im Freien wird gerade der Turnlehrer oftmals Gelegenheit finden, der großen Vorteile zu gedenken, welche die körperliche Erziehung — besonders als Freiluftbetätigung — als Vorbeugungs- und Heilungsfaktor für die kindliche Tuberkulose haben kann.

E. Verteilung des Stoffes auf die verschiedenen Stufen.

Die Verteilung des Lehrstoffes über die Tuberkulose muß hauptsächlich auf die Leistungsfähigkeit der Schüler und auf die geistige Entwicklung ihrer Altersstufe zugeschnitten werden. In Anlehnung an die Analyse des kindlichen Gedankenkreises ergeben sich hierfür folgende Stufen:

1. die untere Stufe der freien Entwicklungskraft und des kindlichen Vertrauens,
2. die mittlere Stufe des mechanischen Gedächtnisses und der Unterordnung des Einzelwillens unter einen berechtigten Gesamtwillen,
3. die obere Stufe des aufstrebenden Verstandes und des sittlichen Handelns.

Für die untere Stufe ist der Hauptwert auf die Erzielung einer hygienischen Lebensführung zu legen. Der Schüler muß in Ansehung der Lehrerautorität zur Reinlichkeit an seinem Körper und bei seinen Hantierungen angeleitet werden. Die Verhütung der

Tröpfcheninfektion (beim Husten, Niesen, Räuspern), der Schmutzinfektion (Auswurf — Nasenreinigung) und der Staubinfektion muß den Kindern praktisch anerzogen werden; also eine Reinlichkeitsprophylaxe getrieben werden. Dazu gesellt sich auf der Mittelstufe die Dispositionsprophylaxe, das ist die Zusammenfassung aller derjenigen Maßnahmen, durch welche die kindliche Widerstandsfähigkeit gestärkt wird. Es sind hierbei die Turn-, Spiel- und Baderegeln zu übermitteln, nach denen eine Kräftigung des Körpers, eine Gewöhnung an frische Luft und eine vernünftige Abhärtung zu geschehen hat. Hat diese praktisch-willensmäßige Seite der Tuberkulosebelehrungen in der Schule den Vorzug der Unmittelbarkeit, so bedarf sie auf der Oberstufe für die intellektuell gerichteten Naturen der Ergänzung nach der verstandesmäßigen und moralischen Seite hin. Hier sind planmäßige unterrichtliche Hinweise über die Tuberkulose dem Lehrplan organisch einzugliedern. Die Tuberkulosebelehrung muß in allen Lehrplänen in einen festen Ideenverband gestellt werden. Der Tuberkuloseunterricht wird dann aus der Individuation willkürlicher gelegentlicher Behandlung heraustreten, er erscheint eingespannt in die gesamte Lehrplanidee und wird als Repräsentant eines großen Gedankens auftreten.

F. Eingliederung in den Lehrplan.

Für die Eingliederung des Tuberkuloseunterrichts könnten folgende Möglichkeiten in Frage kommen:

1. Es ist denkbar, daß in den verschiedensten Unterrichtsgebieten, vor allem in der Naturkunde, weiter im Religions- oder Deutschunterricht, auch im Rechnen einzelne Tatsachen aus der Tuberkulosefrage zu gelegentlicher Unterweisung gelangen.

2. Es ist ein gesonderter Tuberkuloseunterricht mit besonderen Lehrstunden, entweder durch besonders dafür interessierte Ärzte oder durch Lehrer zu erteilen.

3. Es wird der Tuberkuloseunterricht als ein Teilgebiet der hygienischen Jugendunterweisung zugewiesen.

a) **Gelegentlicher Unterricht.** Bezüglich des erstbezeichneten Weges ist zu bedenken, daß die Tatsachen über die Tuberkulose dabei doch zu sehr zerstreut würden. Im Religions- und Deutschunterricht könnte z. B. auf die moralische Bedeutung hygienischer Fürsorgemaßnahmen hingewiesen werden. Die Schilderung von Fürsorge- und Erholungseinrichtungen gäbe Gelegenheit zu sprachlichen Darstellungen. Die zahlenmäßigen Zusammenhänge der Kultur und Hygiene fänden im Rechenunterricht Berücksichtigung und die allgemeinen anatomischen, physiologischen und pathologischen Zustände wären Gegenstand der naturkundlichen Behandlung. Bei dieser Zerstreutheit des Stoffes ergibt sich kein einheitliches Bild der gesamten Tuberkulosefrage. Immerhin ist aber auch diese Bezugnahme auf die anderen Unterrichtsfächer nicht zu verwerfen. Durch die Verknüpfung mit anderen Unterrichtsgegenständen wird einmal die Wichtigkeit der dargebotenen Lehren dargelegt und weiter auch eine größere Klarheit bei nochmaliger Bezugnahme erzielt.

b) **Gesonderter Unterricht.** Gegen die Festsetzung von besonderen Stunden für den Tuberkuloseunterricht spricht die Gefahr einer noch größeren Belastung mit Unterrichtsstunden. Wir sind im Laufe der letzten Jahrzehnte zweifellos in allen deutschen Schulen darin einen falschen Weg gegangen, daß immer neue Lehrstoffe der Schule übergeben wurden, ohne daß gleichzeitig eine Entlastung an anderer Stelle eintrat. Dadurch wurde erst vielfach das Gleichgewicht zwischen körperlicher und geistiger Entwicklung unserer Schüler gestört, und nur zutreffend ist die Befürchtung: „Du bezahlst in Tuberkeln, was du an Intellekt gewinnst!“ Mit der Unmöglichkeit der Einführung eines besonderen Tuberkuloseunterrichts fällt auch die Heranziehung der Ärzte als Lehrer über dieses Gebiet. Von dem durch den Arzt vielleicht am besten zu übermittelnden Unterrichtsstoff allein hängt der Erfolg der Tuberkulosebelehrung nicht ab. Es handelt sich hier darum, Einseitigkeiten zu verhüten und auch die übrigen Seiten der Erziehungspraxis in vollem Umfange anzuerkennen und ihnen zu ihrem Rechte zu verhelfen. Das Kind und seine Eigenart, die Gestaltung der unterrichtlichen Tätigkeit (das Lehrverfahren — wie es hernach noch weiter abgehandelt wird), die rechte Verwendung der Anschauungsmittel, die uns die Pädagogik zur Verfügung stellt, alles das sind Dinge, die einem geübten Lehrer geläufiger sind als einem nur gelegentlich in der Schule erscheinenden Arzte. So fordern auch Prof. Dr. Schloßmann-Düsseldorf und Prof. Selter-Königsberg, daß die hygienische Erziehung der Schüler in die Hand des Lehrers gelegt werden soll. Das setzt natürlich voraus, daß die Lehrer selbst eingehend über die Tuberkulosefragen von Ärzten unterrichtet werden; insbesondere ist auch die Beteiligung der Heilstätten- und Fürsorgestellenärzte sowie der beamteten Ärzte, denen die ärztliche Fürsorge für die Schuljugend obliegt, dringend erwünscht. In gemeinsamer Arbeit werden sich leichter die rechten Wege für Aufklärung und Verhütung finden lassen.

c) **Eingegliederter Unterricht.** Vom psychologisch-pädagogischen Standpunkt aus ist die Einreihung des Tuberkuloseunterrichts in die hygienische Jugendunterweisung zu fordern. Bisher bildete die Anthropologie die breite Grundlage für die hygienische Unterweisung. In den modernen Lehrplänen von Hannover, Dresden, Hamburg, München und Berlin sind für die oberen Stufen besondere Stunden für Gesundheitslehre vorgesehen. Im Dresdner und Hamburger Plan ist die Gesundheitslehre noch unter die Naturkunde gesetzt, im Münchener tritt die Hygiene neben der Haushaltungskunde als selbständiges Fach auf. Die Richtlinien zur Aufstellung von Lehrplänen in Preußen widmen der Gesundheitslehre besondere Beachtung, wobei sie hervorheben, daß die Aufklärung über Maßnahmen der öffentlichen Gesundheitspflege (z. B. Bekämpfung der Lungenschwindsucht) insonderheit zu erfolgen hat.

Aller Unterricht hat sich in den Dienst der Gesundheitslehre zu stellen. Um den anthropologischen Unterricht zu einer hygienischen Jugendunterweisung zu gestalten, genügt nicht mehr — nach der alten Methode eine einfache Benennung und Zergliederung der einzelnen Körperteile, sondern es muß wie beim übrigen naturkundlichen Unterricht die Funktion der einzelnen Teile erklärt werden. Dadurch wird ein Verständnis der Form erzielt und eine klare Einsicht der Pflegemaßregeln begründet. Ein solcher überall anzustrebender Unterricht wird es ermöglichen, die überaus große und allgemeine Unkenntnis zu beseitigen, mit welcher die meisten Menschen ihrem eigenen Körper und seinen Lebensäußerungen gegenüberstehen — nicht als wohlunterrichtete Wärter einer feinsinnigen Maschine, sondern als unsichere Kinder, nicht wissend, daß der ihnen anvertraute Körper sich unter der ihm zuteil werdenden Behandlung im guten oder schlechten Sinne beeinflussen läßt.

In einer solchen hygienischen Jugendunterweisung findet die Tuberkulose an verschiedenen Stellen Beachtung. Die Anatomie und Physiologie der Lungen kann den Ausgang für die Tuberkulosebelehrung bieten. Die Betrachtung der Infektionserreger führt auf den Tuberkelbazillus, sein Minierwerk und die Maßnahmen zur Verhütung der Übertragung. Die Hygiene der Leibesübungen bietet Gelegenheit zur Erörterung der geeignetsten Maßnahmen zur Kräftigung des Körpers, zur Hebung der Herz- und Lungentätigkeit und zur Vorbeugung gegen die Tuberkulose. Die Belehrungen über den Alkohol und die Ernährung sowie über die Bekämpfung der Geschlechtskrankheiten sind weiterhin von Bedeutung für die Tuberkulosebekämpfung, da sie ebenfalls die Herabminderung der Infektionsmöglichkeiten erstreben. Alle diese gewonnenen Erkenntnisse lassen sich dann noch einmal zusammenfassen in einer Unterrichtseinheit, wie sie auf S. 104ff.

gegeben wird, in der die gesamte Tuberkulosefrage in ihrer Bedeutung für das Einzelwesen und für die Gesamtheit der Volksgenossen dargestellt wird.

G. Die Methode des Tuberkuloseunterrichts.

Wie allenthalben im Gebiet des Unterrichts die Methode eines Faches von den Fortschritten der Wissenschaft zehrt, so muß auch der Tuberkuloseunterricht beeinflußt werden, einmal von der fortschreitenden medizinischen Wissenschaft, zum anderen von den modernen Unterrichtsprinzipien. Der Tuberkuloseunterricht schöpft sein Material einmal aus der Menschenkunde (Anthropologie), sodann aus der theoretischen Gesundheitslehre und zuletzt aus der praktischen Hygiene. Diese Grundtatsachen sollen nicht nebeneinander stehen, sondern sollen durch das unterrichtliche Verfahren zu einer einheitlichen Betrachtung zusammengefügt werden. Den Ausgangspunkt unserer Betrachtungen können die anatomischen Verhältnisse der Lungen abgeben, weil $^{9}/_{10}$ aller tuberkulösen Erkrankungen ihren Sitz in der Lunge haben, weshalb im Volke die Tuberkulose zumeist gleichgesetzt wird mit Lungenschwindsucht. Alle übrigen Erscheinungsformen treten gegen die verderblichen Wirkungen der Tuberkelbazillen in den Lungen zurück; so daß sie nur nebenher mitbesprochen werden. Auch die Weiterverbreitung im Körper, die Maßnahmen der Ansteckungsverhütung lassen sich auf diesem Wege am ungezwungensten erklären. Die Hilfsmittel für die denkende Erfassung seitens des Schülers sind die Biologie (die Physiologie) und die Dynamologie (Physik, Chemie und Mineralogie). Wir müssen beispielsweise die Funktionsstörungen in den Lungen durch die Tuberkelbildung, die nachfolgende Verkäsung und Kavernenbildung aufzeigen. Bei der Schilderung der Knochen- und Gelenktuberkulose werden wir des Funktionsausfalls wichtiger Gelenke gedenken. Die Besprechung der Heilmaßnahmen, insbesondere bei der Freiluftbehandlung setzt die Kenntnis der physikalischen Verhältnisse der Sonnenstrahlung und der chemischen Bedingtheit reiner Luft voraus. Das Ziel aller dieser Unterweisungen soll sein: erstens die klare Erfassung der hygienischen Lebensgrundsätze, deren Befolgung einmal den Erwerb der Tuberkulose verhindern und zum anderen die Verbreitung tuberkulöser Erkrankungen hintenan halten soll. Der Schüler muß selbst zur tätigen Hygiene in seiner Schul-, Arbeits- und Lebensgemeinschaft erzogen werden. Er muß weiter darüber hinaus zu der Einsicht kommen, daß die Tuberkulosebekämpfung ein Volkserfordernis ist. Auf diesem Wege führt die unterrichtliche Behandlung der Tuberkulose von der Anschauung lebenswichtiger Organe und der Erkenntnis ihrer Leistungen zu einer verständnisvollen persönlichen Körperpflege, zur Erhöhung der körperlichen Widerstandsfähigkeit, zu einer ethischen Betätigung im Dienste der Volksgesundheit.

Jede Lehreinheit läßt sich auf folgende 3 methodische Stufen verteilen:

1. auf das Beobachten,
2. auf das Erklären und
3. auf das Anwenden.

Unsere moderne Naturwissenschaft ist auf empirische Grundlage aufgebaut. Sie erkennt keine andere Quelle an als die Erfahrung. Es ist daher die allernächste Angelegenheit des Lehrers, dafür Sorge zu tragen, daß beim Tuberkuloseunterricht dem Schüler Erfahrungen ermöglicht werden. Das geschieht durch eine „anschauliche Einführung“, bei der wir den Schüler in seinem Umkreise Beobachtungen machen lassen. Er soll Lebensvorgänge und -erscheinungen, die mit der Tuberkulose in Zusammenhang stehen, erfassen lernen. Dabei soll er nicht nur passiv bleiben, sondern er muß möglichst selbständig Ursache und Wirkung voneinander unterscheiden lernen. Sein intensives Anschauen muß mit kombinatorischen Denkakten verknüpft werden. Dabei müssen die mündlichen Darbietungen durch geeignete Veranschaulichungsmittel unterstützt werden, deren Besprechung und Verwendung noch ein weiterer Abschnitt vorbehalten bleibt.

Bei dieser durch den Lehrer bewirkten Vorstellungsbildung kann sich aber der Schüler rein rezeptiv verhalten, d. h. er läßt sich alle Eindrücke zuführen. Um ihn selbst aber wieder produktiv sein zu lassen, muß er selbst die zur Erforschung des Problems notwendigen Sinneseindrücke herbeischaffen, indem er selbst überlegt, prüft und sich endgültig entscheidet. Diese Art schaffenden Lernens ist auch bei der Tuberkuloseunterweisung zu betreiben.

An Hand des durch Beobachtung und Veranschaulichung gewonnenen Urmaterials werden in einer entwickelnd-darstellenden Unterredung mit den Schülern — nicht durch einen trockenen Vortrag mit nachfolgendem Abfragen die Lehren der Tuberkuloseverhütung und -bekämpfung denkend erarbeitet. Durch eine denkende Erfassung des Stoffes wird der Schüler zur Einsicht in die Zweckmäßigkeit der hygienischen Bekämpfungsmaßnahmen geführt. Es ist darum auch völlig verfehlt, durch ein einfaches Übergeben eines Tuberkulosemerkblattes mit dem Hinweis auf die häusliche Lektüre desselben die Angelegenheit als abgetan anzusehen. So werden auch die bestangelegten Merkblätter ihren Zweck verfehlen. Sie werden erst wirksam, wenn sie nach der eingehenden Besprechung des Tuberkuloseunterrichtsstoffes gebraucht werden zur zweckmäßigen Zusammenfassung des dargebotenen Unterrichtsstoffes. Ihre aufmerksame Lektüre im häuslichen Familienkreise erscheint besonders wirkungsvoll; dadurch wird der Schüler zum Gesundheitsapostel in seiner Familie. Erst jetzt werden die „Merkblätter“ wirklich gelesen und werden zum Ausgangspunkt neuer Anfragen seitens der Schüler; auch die Eltern werden zu Anfragen über Unklarheiten gleich mit angeregt. So kann das „Merkblatt“ den Segen stiften, den man bisher immer von seiner ungeheuren Verteilung vergeblich erwartet hat. Auch ein gedrucktes Wort findet nur einen guten Ort, wenn sein Verständnis bereits vorbereitet worden ist.

Wenn wir in dieser Weise die Kenntnis der Gesundheitsregeln vermitteln, so verlieren sie ihren dogmenhaften Charakter und werden zu lebensvollen Wahrheiten, gegründet auf die eigene geistige Erfassung seitens des Schülers. Jetzt wachsen sie organisch hervor aus der Kenntnis vom Bau und Leben unseres Körpers und aus der Erkenntnis der Schädlichkeit des Tuberkelbazillus. Selbstgewonnene Erkenntnis führt zur Einsicht über die Bedeutung der Staub-, Schmier-, Schmutz- und Tröpfcheninfektion, über die Gefährlichkeit des bazillenhaltigen Auswurfs und der Verstreuung infektiösen Materials in die Umgebung eines Tuberkulosekranken. Auf dieser Unterrichtsstufe käme also insbesondere die Verhütung der Tuberkulose zur Besprechung, die einmal geschieht durch die Vermeidung der Ansteckung überhaupt und durch die Dispositionsprophylaxe, die sich bestrebt, den Körper möglichst widerstandsfähig zu machen gegen das Eindringen des Tuberkelbazillus. Der Fundamentalsatz: „Die Tuberkulose, insbesondere die Lungenschwindsucht, ist vermeidbar!“ soll durch die hier behandelten Tatsachen zur vollsten Erkenntnis gebracht werden. Für das Verhalten des einzelnen in bezug auf Tuberkuloseverhütung sollen hierbei die Richtlinien gegeben werden. Insbesondere sollen die Reinlichkeit, eine geregelte Körperpflege und Abhärtung als wichtige Vorbeugungsmittel gegen die Tuberkulose erkannt werden.

Als nächste Stufe der Unterrichtsarbeit ergibt sich dann die „praktische Nutzanwendung“. Diese soll die allgemeinen hygienischen Grundsätze hinüberführen zu einer gesundheitlichen Lebensgestaltung. Hier soll eine verständnisvolle persönliche Körperpflege angebahnt werden, und die Schüler sollen weiterhin zu einer ethischen Betätigung im Dienste der Volksgesundheit gerührt werden. Es erscheint dann die gesundheitliche Betätigung eingespannt in den großen Dienst der Erhaltung der Art, die verknüpft ist mit den ernsten Pflichten der Gemeinschaftsbildung als oberstes Ziel alles pädagogischen Strebens.

Wir betrachten darum gemeinschaftlich die besonderen Maßnahmen zur Verhütung und Bekämpfung der Tuberkulose in der Schul-, Arbeits- und Lebensgemeinschaft des Schülers. Ausgehend von den Bestrebungen der Schule zur Abwehr der Tuberkulose werden weiterhin die größere Lebensgemeinschaft des Schülers und seine späteren Arbeits- und Berufsmöglichkeiten im Hinblick auf die praktische Durchführung der geforderten hygienischen Maßnahmen einer eingehenden Würdigung unterzogen. Die gesundheitsmäßige Ausgestaltung aller Lebens- und Arbeitsgewohnheiten zum Zwecke der Tuberkuloseverhütung wird hier eingehend behandelt.

Im Volksglauben hält man die Lungentuberkulose fälschlich immer noch für eine unter allen Umständen zum Tode führende Krankheit. Die neuen Anschauungen gehen dahin, daß die meisten der erkrankten Personen geheilt oder doch wesentlich gebessert werden können, wenn sie möglichst frühzeitig in eine entsprechende Behandlung kommen. Deshalb muß auch unsere unterrichtliche Ausführung — um schon den vorher geschilderten Verhältnissen wieder ihre Schrecken zu nehmen — ausklingen in dem tröstlichen Satze: „Die Tuberkulose ist heilbar!“

Um dem Gesichtspunkte der Bodenständigkeit auch für den Tuberkuloseunterricht Rechnung zu tragen, kann hier eingegangen werden auf die Feststellungsmethoden der Tuberkulose, wie sie in der nächsten Auskunfts- und Fürsorgestelle gebraucht werden. Wie die hygienisch-diätetische Heilmethode und eine Freiluftkur durchgeführt wird, kann lebensvoll gezeigt werden bei Gelegenheit der Schilderung des Lebens und Treibens in einer Tuberkuloseheilanstalt, einer Waldschule oder einer Kinderheilstätte, wie sie sich gerade in der nächsten örtlichen Umgebung vorfindet. Zur weiteren Belebung dient dann die Vorführung von Lichtbildern oder auch von Filmen, über deren Erlangung und Anwendung für einen fruchtbaren Unterricht Näheres in einem späteren Kapitel gesagt werden soll.

Im gegenwärtigen Stadium einer weitgehendsten Volksdurchseuchung mit Tuberkulose muß auf eine durchgreifende Frühbehandlung der Erkrankten das Hauptgewicht gelegt werden. Diese ist nur durch das Zusammenwirken des Staates mit den Gemeinden und Wohlfahrtseinrichtungen zu erreichen. Es könnten hier also auch die Maßnahmen und die gesetzlichen Bestimmungen (Preußisches Tuberkulosegesetz vom 4. August 1923 — s. Anhang S. 128) und Einrichtungen gegen die Tuberkulose, die Erfolge der

Heilbehandlung in Deutschland abgehandelt werden. Hierzu ist ein Eingehen auf das statistische Material erforderlich. Dazu eignet sich insbesondere die Statistik über die Tuberkulosesterblichkeit mit ihrem langsamen Absinken vom Jahre 1876 bis 1913 um fast die Hälfte, dem rapiden Anstieg während der Kriegszeit und dem erneuten Rückgang in der Jetztzeit. Hier bietet sich Gelegenheit zu einer Verknüpfung dieses Stoffes mit dem Rechenunterricht, durch welchen die sozialhygienischen Veranstaltungen in ihrer

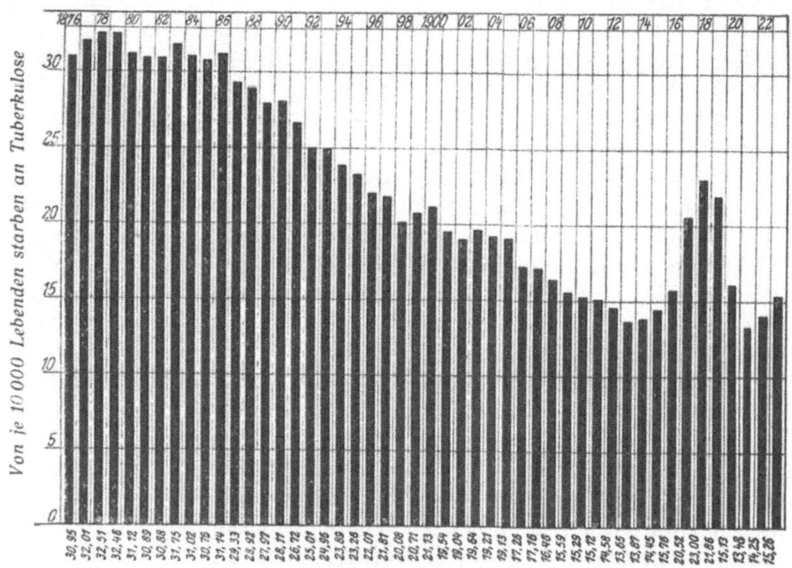

Abb. 1. Darstellung der Tuberkulosesterblichkeit in Preußen 1876—1923.

Notwendigkeit und Zweckmäßigkeit klargelegt werden können. Auf diesem Wege kommen wir von der sinnlichen Anschauung aus zu einer verständnisvollen persönlichen Körperpflege und weiter zu einer ethischen Betätigung im Dienste der Volksgesundheit. Damit erfüllen wir eine Forderung, die Ministerialdirektor a. D. Prof. Dr. Gottstein stellt, wenn er sagt: „Was uns heute not tut, das ist in aller Köpfe das Wort von der Pflicht zur Gesundheit mit ernstesten Worten immer und immer wieder einzuprägen, die Pflicht des einzelnen im Volk, für sich und die Seinen die Lehren der Gesundheitswissenschaft anzunehmen und zu befolgen.“

Bei der Fülle des zur Verarbeitung stehenden Stoffes und in Anbetracht der Verschiedenartigkeit der Schulverhältnisse und der Bedürfnisse der einzelnen Schulen dürfte es nicht angebracht sein, den Tuberkuloseunterricht nach einem feststehenden Muster zu erteilen. Dem Lehrer sei möglichst Bewegungsfreiheit zu eigenem Gestalten gelassen. Nur zur Orientierung für die Stoffgliederung empfehle ich folgendes Schema:

1. Anschauliche Einführung:

a) Vorbereitung (an Erfahrungstatsachen aus dem Unterricht oder dem täglichen Leben anzuknüpfen);

b) Darbietung des Neuen (mit zweckmäßiger Veranschaulichung).

2. Denkende Erfassung:

a) Vertiefung (auf experimentell-biologischer Grundlage).

b) Zusammenfassung (unter Herausstellung der zu beachtenden Regeln zur hygienischen Lebensführung).

3. Praktische Nutzanwendung:

a) Verwendung der Gesundheitsregeln (in der Lebens- und Berufsgemeinschaft des Schülers);

b) Aufgaben (zu eigenen Beobachtungen, zu Schilderungen, zu Berechnungen usw.).

Es kommt beim Tuberkuloseunterricht nicht so sehr darauf an, eine Menge Wissensstoff durch ihn an die Schüler heranzubringen. Vielmehr soll er die Augen schärfen gegenüber dem drohenden Feinde. Er soll uns die Waffen in die Hand geben, die Gefahr rechtzeitig zu erkennen und dann mit den wirksamsten Mitteln zu bekämpfen. Deshalb muß auch der Tuberkuloseunterricht vornehmlich die Erziehung zur Tat zum beherrschenden Lehrprinzip erheben. Die verstandesgemäße Erhaltung der eigenen Gesundheit zur Verhütung der Tuberkuloseverbreitung in der Gesamtheit soll das Ziel der Tuberkuloseunterweisung sein.

Der nachfolgende Teil will einen Entwurf zu einer schulgemäßen Betrachtung über die Tuberkulose auf der Oberstufe einer Volksschule geben. Mit unserem Altmeister der Pädagogik, Dr. Richard Seyfert, bin auch ich der Meinung, daß „jede Unterrichtslektion das Erzeugnis einer freischaffenden und freigestaltenden Tätigkeit, ein kleines Kunstwerk sein soll“. Im Hinblick auf das freie Gestalten jeder Lehrerpersönlichkeit ist es nicht möglich, eine allgemeingültige Anweisung zu geben. Das gedruckte Beispiel soll nichts anderes leisten als anregen, leiten, aufklären, aufrichten, zugleich aber auch für das hohe Ziel der Aufklärungsarbeit begeistern. Es ist natürlich nicht möglich, im Rahmen des Lektionsentwurfes vollendete Unmittelbarkeit oder reine Wirklichkeit zu bieten. Er will vielmehr nur ein Bild davon geben, wie auch die besonderen Aufgaben der Tuberkulosebekämpfung in einer Unterrichtslektion behandelt werden können. Die Zerlegung in Einzellektionen richtet sich je nach der zur Verfügung stehenden Zeit, der Umfang nach dem jeweiligen Schülerstandpunkt.

Um auch die Lektion selbst lebensvoll zu gestalten und um sie recht lesenswert zu machen, ist die Gesprächsform zwischen Lehrer und Schülern gewählt worden und auch äußerlich angedeutet durch die Bezeichnungen L. (Lehrer) und Sch. (Schüler). Wenn die Antworten seitens der Schüler nun in Wirklichkeit nicht so erfolgen werden, so soll doch damit angedeutet werden, was zu erreichen erwünscht wäre. Die Lektion selbst ist aus der Praxis in der Oberklasse einer Berliner Gemeindeschule entstanden. Sie hat vor einem Forum von namhaften Hygienikern und Professoren der hiesigen Universität gelegentlich einer Vorführung inhaltlich völlige Billigung gefunden. Der Endzweck der Lektion soll sein, die Weckung schöpferischer Selbsttätigkeit im Kinde zur Anteilnahme am Kampf gegen eine der schrecklichsten Volksseuchen unserer Zeit.

V. Die Belehrung über die Tuberkulose.

A. Unterrichtsbeispiel über die Tuberkulose.

Entwurf zu einer schulgemäßen Betrachtung für die Oberstufe einer Volksschule.

Einstimmung. L.: Viele Jahrhunderte lang hat die Menschheit den ansteckenden Krankheiten ratlos gegenübergestanden. Nur die Phantasie knüpfte in schaurigen Bildern gern an sie an: Der Tod schritt über das Land (Gemälde: Der Totentanz von Holbein), die Pestfrau schlich durch die Straßen, die Totenvögel flogen. Nur bei einer verschwindenden Zahl von Krankheiten wußte man seit alten Zeiten die Ursachen. Erst in der zweiten Hälfte des vorigen Jahrhunderts ist es gelungen, die Erreger vieler ansteckender Krankheiten in den kleinsten Lebewesen, den Bakterien, zu entdecken. Mit der Erkenntnis der Krankheitsursachen sproßten auch Krankheitsverhütung und Krankheitsheilung. Über diese Erkenntnisse wollen wir uns heute an dem Beispiel einer der verbreitetsten Volkskrankheiten, der Tuberkulose oder Schwindsucht, Klarheit verschaffen.

L.: Wir erinnern uns zunächst noch einmal der Bakterien. Es sind kleinste Lebewesen aus dem Pflanzenreich. Worauf deutet ihr Name Spaltpilze hin?

Sch.: Ihr Name deutet einmal ihre Zugehörigkeit zu den Pilzen an, zum anderen verweist er auf ihre Vermehrung durch Zellteilung oder Spaltung.

L.: Welche Rolle spielen sie im Haushalt der Natur und des Menschen?

Sch.: Sie sind dem Menschen nützlich als Gärungserreger (Hefepilze) bei der Weinbereitung und Bierbrauerei, auch beim Brotbacken. Sie schaden ihm als Fäulniserreger bei der Milchsäuerung und beim Schimmeln des Brotes.

L.: Aber auch die Fäulnis kann noch nützlich sein. Viele Kleinwesen zerlegen die menschlichen, tierischen und pflanzlichen Abfallstoffe im Dünger so weit, daß diese Abbaustoffe mit dem Wasser durch die Wurzeln wieder der Pflanze zugeführt werden können.

L.: Die Krankheitserreger sind die Ursachen der ansteckenden Krankheiten wie Cholera, Diphtherie, Pest, Milzbrand, der Tuberkulose u. a.

Um die Lebensäußerungen der Bakterien aufs genaueste verfolgen zu können, ist es nötig, sie außerhalb des befallenen Körpers kennenzulernen. Dazu bringt man sie auf besonderen künstlichen Nährböden zum Wachsen. (Herstellen einer Nährbodenplatte mit Spaltpilzansiedlungen aus der Luft.) Die bestimmten Wachstumseigentümlichkeiten, Gestalt, Farbe und Geruch geben uns Mittel für eine genaue Unterscheidung an die Hand. Ihr genaueres Studium ermöglicht uns erst das Mikroskop mit stärkerer Vergrößerung (etwa 700—800fach). Erinnerung an die Kleinheit dieser Lebewesen. (Ein rotes Blutkörperchen mißt etwa 7 μ, ein Kugelbakterium etwa 0,5 μ. 1 μ = 0,001 mm).

Gelangen giftige Bakterien in den Körper, so machen sie den Körper krank und können ihn, indem sie sich in ihm vermehren, im schlimmsten Falle zum Tode bringen.

Aber nicht bei allen Menschen entfalten die Bakterien ihre schädigenden Wirkungen. Viele sind gegen den jeweiligen Erreger geschützt. Einen derartigen Schutz gegen einen krankmachenden Spaltpilz bezeichnet man mit Immunität (aus dem Lateinischen — immunis = frei von Tributpflicht). Ein immuner Körper ist den Bakterien gegenüber der Tributpflicht enthoben. Deshalb ist eine übertriebene Bazillenfurcht unbegründet.

Zudem sind auch nicht alle Menschen in gleicher Weise für den Erwerb einer Krankheit geeignet. Es gibt Leute, die von vornherein viel widerstandsfähiger sind gegenüber krankmachenden Einflüssen als andere. Diese persönliche Widerstandsfähigkeit ist von besonderer Bedeutung im Kampfe gegen die Bakterien. Auf die Förderung derselben soll im nachfolgenden besonders hingewiesen werden.

Um dem Eindringen der Bakterien in den Körper zu begegnen, wenden wir eine Reihe von hygienischen Maßnahmen an, zu deren Beachtung die nachfolgenden Betrachtungen anregen sollen.

Zusammenfassung: Bakterien im allgemeinen (Wesen — Lebensäußerungen).

Die Krankheitserreger unter den Bakterien (Wirken — Verteidigungskräfte des Körpers — Abwehrmaßregeln).

Zielangabe: Heute wollen wir das Wesen, die Verhütung und die Heilung einer der furchtbarsten ansteckenden Krankheiten — der Tuberkulose — kennenlernen!

1. Anschauliche Einführung.

a) Vorbereitung: L.: Eine der bedeutsamsten, leider auch traurigen Folgen des Krieges ist die starke Zunahme der Tuberkulose als Volkskrankheit. Ihr habt gewiß auch schon einmal von dieser Krankheit gehört?

Sch.: Der Sohn unseres Nachbarn ist im Felde an der Lungentuberkulose erkrankt und nach seiner Rückkehr an dieser Krankheit gestorben.

L.: Die häufigste Form dieser Krankheit ist die Lungenschwindsucht. Wir wollen zunächst noch einmal gemeinschaftlich den Bau der Lungen betrachten und feststellen, wie der Bau unserer Lungen ihrer Tätigkeit entspricht.

Anknüpfend an die Schülerbeobachtungen an frischen Lungen folgt die Beschreibung der Lungen unter Vorzeigung von Moulagen oder Abbildungen. (Neue Tuberkulosewandtafel des Deutschen Zentral-Komitees zur Bekämpfung der Tuberkulose von Helm und Lorentz, Abb. 3.)

L.: Wo liegen die Lungen?

Sch.: Sie liegen im Brustraum.

L.: Wodurch ist dieser gegen die Bauchhöhle abgeschlossen!

Sch.: Der Abschluß erfolgt durch das Zwerchfell.

L.: Der Name erklärt sich von zwerch = quer und Fell = Haut oder besser Muskel.

L.: Wodurch sind nun die Lungen mit der Außenwelt in Verbindung gebracht?

Sch.: Dies geschieht durch die Luftröhre.

L.: Was lehrt euch die Abbildung über die Verzweigung der Luftröhre?

Sch.: Diese löst sich in viele Zweige und kleinere Äste auf.

L.: Sie führen auch den Namen Luftröhrenäste oder Bronchien.

L.: Aus euren Beobachtungen könnt ihr noch einiges mitteilen über den äußeren Bau der Lungen.

Sch.: Wir haben an der rechten Seite drei und links zwei Lungenlappen erkennen können.

L.: Über den feineren, inneren Bau der Lungen unterrichtet uns ein Blick in das Mikroskop. — Wir sehen hierbei an den Enden der feinsten Luftröhrenästchen kleine Bläschen wie Beeren auf dem Stiele der Trauben sitzen. Es sind das die zartwandigen Lungenbläschen oder Alveolen. Ihre Zahl ist sehr groß, sie beträgt ca. 1800 Millionen. Sie dienen dem Luftaustausch in den Lungen.

L.: Welche Möglichkeiten bietet ihre große Anzahl?

Sch.: Die Berührungsfläche der eingeatmeten Luft mit dem Lungenblut wird sehr vergrößert.

L.: Es ergibt sich eine Berührungsfläche von ca. 20—160 qm. Dadurch kommt sehr viel Luft mit den Lungen in Berührung.

L.: Wovon zeigen sich die kleinen Lungenbläschen noch umgeben?

Sch.: Um die Bläschen herum laufen zarte Äderchen.

L.: In diesen wird das im Körper bei der Lebensarbeit verbrauchte und darum dunkel gewordene Blut zu den Bläschen hingeführt, um dann mit dem in der Einatmungsluft enthaltenen belebenden Sauerstoff in engste Berührung gebracht zu werden. Das Blut nimmt den zum Leben notwendigen Sauerstoff in sich auf und gibt die im Körper sich bildende schädliche Kohlensäure an die in den Lungenbläschen enthaltene Luft ab. Es findet hier also ein fortwährender Austausch statt. Bei welchem Vorgange strömt die Außenluft in die Lunge ein?

Sch.: Bei der Einatmung erfolgt die Versorgung der Lunge mit frischer Luft und Sauerstoff.

L.: Welche Bedeutung schreibst du der Ausatmung zu?

Sch.: Diese befördert durch die Luftröhre und durch die Nase die verbrauchte, mit Kohlensäure beladene Luft nach außen.

L.: Fassen wir noch einmal das Besprochene zusammen nach folgenden Stichwörtern:

1. Lage der Lungen,
2. ihr Bau,
3. Bedeutung der Lungenbläschen,
4. die Vorgänge bei der Ein- und Ausatmung.

L.: Bei der Lebenswichtigkeit und Notwendigkeit des Atmungsorganes muß natürlich jede Störung des normalen Ablaufes von verhängnisvollster Bedeutung sein. Das wollen wir im nachfolgenden bei der Behandlung der Tuberkulose kennenlernen.

b) Darbietung des Neuen. L.: Ihr werdet gewiß erfahren wollen, woher die Krankheit ihren Namen „Tuberkulose" hat. Sie heißt auf deutsch „Knötchenkrankheit", weil in den erkrankten Teilen kleine, hirsekorngroße, graue Knötchen „Tuberkel" festgestellt werden. — Woran erinnert wohl der Name „Schwindsucht"?

Sch.: Er deutet hin auf das Schwinden der Lebenskraft bei diesen Kranken.

L.: Das ist richtig. Darauf verweist auch der im Volksmunde gebräuchliche Ausdruck der „Abzehrung" für diese Krankheit.

L.: Beim Nachforschen über die Entstehung der grauen Knötchen fand man auch den Erreger der Knötchenkrankheit. Der deutsche Forscher Robert Koch wies im Jahre 1882 kleinste, für das bloße Auge unsichtbare Lebewesen, die Tuberkelbazillen, in allen jenen Knötchen nach. Die Abbildung zeigt euch die Tuberkelbazillen unter dem Mikroskop gesehen. Beschreibe ihre Gestalt!

Sch.: Es sind bald gerade, bald leicht gekrümmte Stäbchen.

L.: Ihre Länge beträgt nur ca. 0,001—0,0015 mm. Die rote Färbung auf der Abbildung rührt von besonderen Färbemethoden her, die angewendet werden, um die Bakterien unserem Auge sichtbar zu machen. Die blauen Gebilde im mikroskopischen Gesichtsfeld sind eitrige Zerfallsprodukte im Auswurf des Kranken.

L.: Der Tuberkelbazillus zeigt große Widerstandsfähigkeit gegenüber äußeren Einflüssen. Er stirbt erst bei + 80° C ab, Kälte vermag er längere Zeit ohne Schaden zu ertragen. Direktes Sonnenlicht tötet ihn verhältnismäßig schnell ab, wenn es ungehindert auf ihn einwirken kann.

L.: Worin mag nun aber die große Gefährlichkeit des Tuberkelbazillus begründet sein?

Sch.: Er wird dem Körper gefährlich durch seine schnelle Vermehrung, die durch Teilung bewirkt wird.

L.: Er wird uns weiterhin schädlich durch giftige Ausscheidungen in unserem Körper.

L.: Was möchten wir nun aber noch gern wissen?

Sch.: Wie kommen denn aber diese Krankheitserreger in den Körper hinein?

L.: Darüber werden wir bald Klarheit erlangen, wenn wir uns vergegenwärtigen, daß die Hauptquelle immer neuer ansteckungsfähiger Tuberkelbazillen der tuberkulöse Mensch ist.

Ihr habt gewiß alle schon an einem lungenkranken Menschen einige Beobachtungen gemacht. Welche denn wohl?

Sch.: Ein lungenschwindsüchtiger Mensch hustet viel und spuckt recht oft aus.

L.: Gerade in diesem Auswurf sind immer recht reichlich Bakterien enthalten. Man hat in dem in 1 Stunde entleerten Auswurf eines Kranken 22 Millionen Bazillen gezählt. Welche Vorsichtsmaßnahme erscheint darum dringend geboten?

Sch.: Der Kranke muß seinen Auswurf möglichst unschädlich entleeren.

L.: Das geschieht am besten, indem er in ein eigens dazu vorbereitetes Spuckglas speit. Auch beim Husten und Niesen werden durch einen Tuberkulosekranken mit den Schleimtröpfchen reichlich Bakterien verstreut. In Anbetracht dieser Gefahr ist jedem Menschen anzuraten, beim Husten und Niesen den gehörigen Abstand — im mindesten 1 m — zu halten, dann den Kopf zur Seite zu wenden und möglichst das Taschentuch oder den Handrücken der linken Hand vor den Mund zu halten. Wo sind diese Vorsichtsmaßregeln vor allen Dingen angebracht?

Sch.: Besonders in dicht besetzten Straßen- und Eisenbahnwagen.

L.: Beim Außerachtlassen dieser Vorsichtsmaßregeln werden die Bakterien in großer Zahl in die Umgebung des Kranken verstreut. Sie gelangen dann direkt in die Atemwege und in die Lungen, wo sie eine neue Ansteckung verursachen können. Die auf den Boden gelangten Bakterien trocknen hier leicht ein, werden zu flugfähigem Staub zerrieben und bei jedem Luftzuge in Wohnungen, Werkstätten und Schulstuben in die Höhe gewirbelt. Darum ist ein tägliches feuchtes Aufwischen aller Räume erforderlich. Dann bleibt den angetrockneten Schleimteilchen keine Zeit auszutrocknen und die Bakterien in den Staub übergehen zu lassen. Mit diesem kommen sonst die Bazillen wieder in den Menschen, und zwar auf eine dreifache Weise:

1. durch Einatmen von stauberfüllter Luft,
2. durch Einführung mit der Nahrung und
3. durch Eindringen in die verletzte Haut.

L.: Um das Vernichtungswerk der Bazillen kennenzulernen, verfolgen wir sie bei ihrer verschiedenen Einwanderung in den Körper. Wohin werden die eingeatmeten Bazillen gelangen?

Sch.: Sie kommen mit der Atemluft durch die Atemwege bis in die Lunge und in die Lungenbläschen.

L.: Die Lungenschwindsucht ist daher auch die häufigste Form der Tuberkulose. Fast $^{9}/_{10}$ der Fälle kommen auf die Lungenschwindsucht. Das Zerstörungswerk in der Lunge zeigen uns die Abbildungen der Tuberkulosewandtafel. Durch das Eindringen der Tuberkulosebazillen werden die Alveolen geschädigt und zerstört. Es entstehen eitrige Entzündungen in Gestalt kleiner Knötchen. Nach und nach werden immer mehr Teile des zarten Lungengewebes ergriffen und durch die entstehenden Knötchen zur Zerstörung gebracht. Worin finden sich darum diese eitrigen Massen wieder?

Sch.: In dem Schleim, dem „Auswurf", den der Kranke aushustet.

L.: Vermagst du dir weiter an Hand der Abbildungen die Zerstörungen vorzustellen?

Sch.: Es werden wahrscheinlich die großen Höhlen in der Lunge darauf zurückzuführen sein.

L.: Vermagst du dir auch die Sache weiter zu denken, wenn die Zerstörung des Lungengewebes zufällig ein Blutgefäß trifft?

Sch.: Es ergießt sich dann ein Blutstrom in die Luftröhren, der mit dem Husten nach außen befördert wird.

L.: Man spricht dann von Bluthusten oder Blutsturz, welcher immer das Anzeichen einer ernsten Erkrankung ist. Es muß dann sofort der Arzt geholt werden. Oftmals kommt aber auch die Krankheit zum Stillstand, indem die Höhlen abkapseln und die gesunden Teile der Lunge allein die Atmungsarbeit übernehmen. Vielleicht wird euch auch nun der Unterschied zwischen offener und geschlossener Tuberkulose klar sein?

Sch.: Bei der offenen Form der Krankheit stehen die Luftröhrenäste in offener Verbindung mit den tuberkulösen Stellen, bei der geschlossenen Form aber nicht.

L.: Bei der letzteren besteht weniger Ansteckungsgefahr. Jedoch kann sie sich leicht und ohne äußere Anzeichen in die offene Form verwandeln.

L.: Tuberkelbazillen finden sich aber auch häufig in der Nahrung, so in der von tuberkulösen Kühen stammenden Milch. In welchem Zustand sollte solche Milch den kleinen Kindern nur gereicht werden?

Sch.: In gekochtem Zustande, weil dann die Bakterien abgetötet sind.

L.: Verfolgen wir nun die Bakterien, die mit der Nahrung in den Körper gelangen!

Sch.: Sie gelangen durch den Mund und die Speiseröhre in den Magen.

L.: Infolge ihrer wachsähnlichen Hülle vermögen sie dem Einfluß des Magensaftes zu widerstehen. Sie gelangen also noch weiter in den Darm, durchdringen dessen Wände, kommen in die Gekrösedrüsen und in das Bauchfell, schwere tuberkulöse Erkrankungen verursachend.

L.: Es sollten auch alle Kellner, Verkäufer und Hersteller von Nahrungsmitteln vorher untersucht werden, ob sie tuberkulös sind. Oftmals sind sie die Verbreiter der Tuberkulose.

L.: Welche Verbreitungsmöglichkeit besteht weiterhin noch?

Sch.: Das Eindringen erfolgt auch durch Risse und Sprünge in der Haut.

L.: So schmieren sich kleine Kinder tuberkelhaltigen Staub und Schmutz in die rissige Haut ein beim Umherkriechen auf schmutzigem Fußboden. Eine in ihren Folgen bedenkliche Form der Hauttuberkulose ist der Lupus oder die „fressende Flechte“. Sie verursacht häufig entstellende Zerstörungen im Gesicht, an den Wangen oder der Nase.

L.: Einer weiteren Verbreitung der Tuberkelbazillen müssen wir noch gedenken. Auch durch den Lymphstrom und den Blutkreislauf können Tuberkelbazillen von frischen oder älteren Herden in alle Teile des Körpers verschleppt werden. Daher können auch alle anderen Teile, wie das Gehirn, das Ohr, der Kehlkopf, die Nieren und auch die Knochen und Gelenke, tuberkulös erkranken.

Fassen wir das bisher Gelernte noch einmal zusammen nach folgenden Gesichtspunkten:

1. der Erreger der Tuberkulose,
2. seine Verbreitung und
3. sein Vernichtungswerk.

2. Denkende Erfassung.

a) Vertiefung: L.: Die Lungenschwindsucht ist die gefährlichste und verbreitetste aller Krankheiten. Dies mag an einigen Zahlenbeispielen nachgewiesen werden:

Während vor dem Kriege von 100 000 Kindern im Alter bis zu 15 Jahren jährlich ca. 50 der Tuberkulose erlagen, verdoppelte sich nach dem Kriege in manchen Städten sogar diese Zahl.

Von 100 000 Erwachsenen von 16—60 Jahren starben in der Vorkriegszeit in Deutschland jährlich 240 an dieser Krankheit; auch hier stieg die Zahl der Todesfälle auf nahezu das Doppelte.

Mit geradezu gesetzmäßiger Gleichmäßigkeit nahm die Tuberkulosesterblichkeit in Preußen von Jahr zu Jahr bis zum Beginn des Krieges hin ab.

Dies können wir uns an einer Tabelle einmal klarmachen!

Wir bezeichnen (s. Abb. 1, S. 102) die Anzahl der Tuberkulosesterbefälle, die auf 10 000 Lebende errechnet wurden, durch

Balken. Wir beginnen mit dem Jahre 1876 (dem Beginn der standesamtlichen Aufzeichnungen in Preußen). Im Jahre 1913 ist der tiefste Stand erreicht. Dann beginnt ein neuer Anstieg, der bis 1918 andauert. Hierauf ist ein erneutes Absinken zu konstatieren, bis 1921 der Stand von 1913 wieder erreicht wird. Von da ab beginnen die Zahlen wieder zu steigen.

Wenn man die Spitzen der einzelnen Balken durch eine Linie verbindet, so ergibt sich die in Abb. 2 dargestellte Sterblichkeitskurve an Tuberkulose in Preußen.

L.: Lies von der Kurventafel die Sterblichkeitsziffern für die Jahre 1890 und 1918 ab!

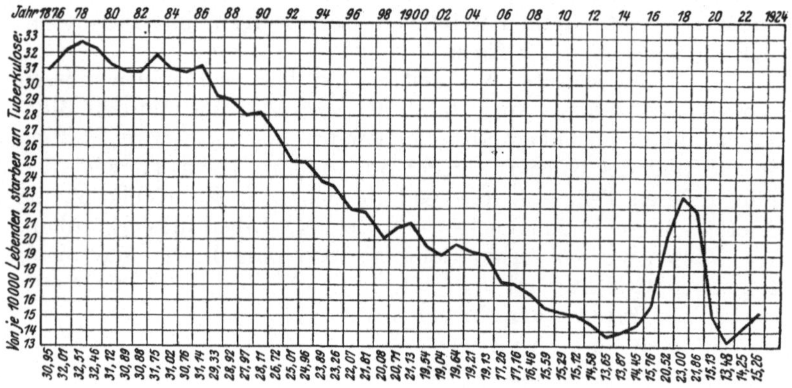

Abb. 2. Kurve der Tuberkulosesterblichkeit in Preußen 1876—1923.

Sch.: Die Sterblichkeit betrug im Jahre 1890 = 28,11 und 1918 = 23 von 10 000 Lebenden.

L.: An Hand der (auf S. 114 angegebenen) Tabelle soll für die einzelnen Bundesstaaten von euch eine Tuberkulosesterblichkeitskurve konstruiert werden.

(Bemerkung: Die Angaben der einzelnen Tabellen werden zu Rechenaufgaben verwendet, die teils in der Rechenstunde erledigt oder als häusliche Aufgaben gelöst werden.)

L.: Weise noch einmal zusammenfassend

1. die Häufigkeit der Tuberkulose an Zahlenbeispielen nach,

2. verfolge die Abnahme der Tuberkulosesterblichkeit vor dem Kriege, den Anstieg der Tuberkulosesterbefälle während des Krieges und weiter das Absinken in den letzten Jahren. (Bemerkung: Zur häuslichen Erledigung geeignet.)

L.: Die soeben gekennzeichnete häufige Verbreitung der Tuberkulose legt uns allen eine Pflicht auf. Worin besteht wohl diese?

Sch.: Wir sollen einer Erkrankung an Tuberkulose vorbeugen.

L.: Zur Verhütung der Tuberkulose haben wir dreierlei zu beobachten:

1. müssen die Tuberkelbazillen vernichtet oder wenigstens unschädlich gemacht werden,
2. muß die Ansteckung vermieden werden und
3. muß unser Körper widerstandsfähig gemacht werden, um den eingedrungenen Tuberkelbazillen Widerstand leisten zu können.

(Bemerkung: Wir kommen nun zu einer „denkenden Verknüpfung" der zu beachtenden Verhütungsmaßnahmen.)

b) Zusammenfassung: L.: Die Tatsache, daß in dem Auswurf lungenkranker Personen unzählige Tuberkelbazillen enthalten sind, erfordert zunächst Vorsichtsmaßnahmen. Was ist von solchen Kranken zu fordern?

Sch.: Sie dürfen nicht achtlos mit ihrem Auswurf umgehen.

L.: Wofür haben sie Sorge zu tragen?

Sch.: Damit der Auswurf nicht verstreut wird, ist er sorgfältig zu behandeln.

L.: Den Kranken muß als erstes Gebot gelten: Du sollst nicht dorthin ausspucken, wo dein Auswurf eintrocknen und hernach verstäuben kann. Ein Lungenkranker sollte stets ein gut verschließbares, mit Wasser oder einem verdünnten Desinfektionsmittel gefülltes Speifläschchen benutzen. In öffentlichen Räumen sind stets die wassergefüllten Spucknäpfe zu benutzen.

L.: Wie können wir uns selbst im Verkehr mit tuberkulösen Menschen vor der Ansteckung schützen?

Sch.: Wir beachten die Reinlichkeitsmaßregeln recht sorgsam.

L.: Es muß aber vor übertriebener Bazillenfurcht gewarnt werden. Nicht der Tuberkulöse ist zu bekämpfen, sondern die Tuberkulose. Immerhin ist es aber gut, im Verkehr untereinander etwas mehr Abstand zu halten.

L.: Was soll der Tuberkulöse zum Schutze seiner Nächsten tun?

Sch.: Er wende sich beim Husten und Niesen zur Seite und halte sich den Handrücken oder das Taschentuch vor den Mund.

L.: Insbesondere sollte jeder Bazillen aushustende Tuberkulöse zum Schutze seiner Nächsten stets auf achtsames Umgehen mit seinem Auswurf bedacht sein. Er küsse seine Kinder nicht auf den Mund. Er schlafe nicht mit einem Gesunden in einem Bett und halte auf größte Sauberkeit an seinem eigenen Körper. Er gehe auch mit seiner Wäsche recht vorsichtig um. Gebrauchte

Zahlentafel der Tuberkulosesterblichkeit

Von je 10000 Lebenden starben:

Land	an	1885	1895	1905	1910	1911	1912	1913	1914	1915	1916	1917	1918	1919	1920	1921	1922	1923	1924
Deutsches Reich (Stadt u. Land)	allen Formen der Tuberkulose	—	24,75	20,41	16,35	16,00	15,34	14,33	14,35	14,86	16,16	20,56	22,96	21,60	15,4	13,7	14,2	—	—
	Lungentuberkulose	—	22,87	18,06	14,21	13,90	13,26	12,41	12,48	13,00	14,08	18,17	20,43	18,83	13,2	11,8	12,3	—	—
Preußen	allen Formen der Tuberkulose	30,76	23,26	19,13	15,29	15,12	14,58	13,65	13,87	14,45	15,76	20,52	23,00	21,86	16,13	13,4	14,2	15,2	—
	Lungentuberkulose	—	—	17,34	13,49	13,47	12,98	12,06	12,31	12,90	13,95	18,27	20,57	19,17	13,92	11,7	12,3	13,9	—
Bayern	allen Formen der Tuberkulose	26,7	31,1	28,4	22,3	20,9	19,3	17,7	17,4	18,0	19,4	20,2	20,7	18,8	15,3	13,5	13,9	14,2	—
	Lungentuberkulose	25,4	28,3	24,1	18,7	17,4	16,0	14,7	14,5	15,1	16,4	17,2	17,9	15,8	12,7	11,2	11,5	11,7	—
Sachsen	allen Formen der Tuberkulose	—	23,66	18,36	14,47	14,24	13,97	12,92	12,93	13,48	15,03	—	—	20,64	12,11	11,7	12,4	13,3	—
	Lungentuberkulose	25,02	20,98	15,20	12,29	11,99	12,01	11,00	10,93	11,45	13,14	—	—	17,96	10,26	10,1	10,8	11,4	—
Württemberg	allen Formen der Tuberkulose	—	—	—	—	—	—	14,36	13,58	13,76	15,72	17,14	17,78	16,40	—	—	—	—	—
	Lungentuberkulose	—	—	—	—	—	—	11,64	11,01	11,39	13,06	14,61	15,34	13,88	—	—	—	—	—
Baden	allen Formen der Tuberkulose	36,5	32,0	25,4	21,2	20,2	19,4	18,3	—	—	—	—	—	—	18,3	16,4	15,9	16,9	—
	Lungentuberkulose	32,1	26,6	20,3	16,5	15,9	15,2	14,4	—	—	—	—	—	—	14,7	13,3	12,8	13,9	—
Hessen	allen Formen der Tuberkulose	—	—	25,89	18,69	18,51	16,96	16,48	16,22	18,54	20,73	25,73	27,04	24,37	16,87	15,5	15,0	14,6	12,0
	Lungentuberkulose	29,23	25,82	19,75	14,19	13,78	12,86	12,53	12,23	14,26	15,97	20,35	21,94	19,34	13,24	12,2	12,0	11,5	9,4
Hamburg	allen Formen der Tuberkulose	—	—	—	—	—	—	—	—	—	—	—	—	—	—	—	—	—	—
	Lungentuberkulose	33	22	16	13	12	12	11	11	13	14	21	23	17	12	11,3	12,0	12,7	10,8

Leib- und Bettwäsche sowie Handtücher solcher Kranken müssen gesondert aufbewahrt werden. Die gebrauchten Taschentücher müssen nach der Benutzung 24 Stunden in Lysollösung liegen oder in besonderen Wäschesäckchen aufbewahrt werden. Vor dem Sortieren, Zählen und Waschen sind sie noch einmal besonders auszukochen.

L.: Welche Sorgfalt sollte der Tuberkulöse in seiner Wohnung beachten?

Sch.: Das Krankenzimmer ist stets sauber und möglichst frei von Tuberkulosekeimen zu halten.

L.: Dazu ist es notwendig, daß die Wohnung eines Tuberkulösen durch tägliches feuchtes Aufwischen gereinigt wird. Insbesondere sind auch die Türklinken und alles, was der Kranke berührt hat, oder wo seine Hustentröpfchen hingelangt sein können, sauber zu halten. Sein Tisch- und Waschgeschirr ist gesondert, nach dem Geschirr der Gesunden zu reinigen. Vor allem ist auch seine gebrauchte Wäsche in einem besonderen Behälter (Wäschebeutel oder Eimer mit desinfizierender Lösung) aufzubewahren, damit sie mit der anderen nicht in Berührung kommt. Die Wohnungen von Tuberkulosekranken sind beim Wechsel oder nach dem Tode gründlich zu entseuchen (s. Preußisches Tuberkulosegesetz § 8, Anhang S. 129).

Sch.: Wir haben nun aber selbst noch die Frage, wie wir unseren Körper widerstandsfähig machen gegen das Eindringen der Tuberkelbazillen.

L.: Hierzu sind alle Maßregeln zu beachten, welche überhaupt zur Erhaltung und Kräftigung der Gesundheit dienen können. Dazu gehört vor allem die Sauberhaltung und Abhärtung unseres Körpers, eine reizlose, aber nahrhafte Kost und der häufige Aufenthalt in staubfreier, ozonhaltiger Luft und im Sonnenschein. Für besonders bedrohte Kinder sind noch starke körperliche Anstrengungen, Übermüdung oder Überhitzung, plötzliche Abkühlung und Genuß von Alkohol und Tabak ganz besonders zu meiden. Auch eine geregelte Zahn- und Mundpflege ist erforderlich. Welche Einrichtungen haben wir denn in unserer Schule getroffen, um die Gesundheit der Kinder zu erhalten und zu kräftigen.

Sch.: Für die Förderung der Reinlichkeit sind Schulbrausebäder errichtet.

L.: Wie sucht man der Unterernährung zu begegnen?

Sch.: Den bedürftigen Kindern wird ein Schulfrühstück (Quäkerspeisung) gereicht.

L.: Welche Einrichtungen dienen sonst noch der körperlichen Ertüchtigung?

Sch.: Zur Übung und Kräftigung des Körpers werden Leibesübungen betrieben. Ein Nachmittag ist zur Pflege des Spiels und des Sportes freigegeben.

L.: Welche Einrichtungen sind außerhalb der Schule für die Förderung der Gesundheit unserer Schüler getroffen?

Sch.: In Ferienheimen und Ferienkolonien finden die Kinder Gelegenheit, durch Luftveränderung ihren Körper zu kräftigen.

L.: Welchen Zweck haben die von uns betriebenen Atemübungen?

Sch.: Sie sollen uns zum tiefen Atemholen anregen!

L.: Wo findet ihr Gelegenheit zur Untersuchung eures Gebisses?

Sch.: Die Schulzahnklinik dient zur notwendigen Behandlung schlechter Zähne und zur Entfernung der schadhaften.

L.: Wichtig ist auch noch für jeden Schüler die Wahl eines richtigen Lebensberufes. Tuberkulosebedrohte und -gefährdete Menschen müssen solchen Berufen ferngehalten werden, in denen ihre Krankheitsanlage (Disposition) zum Aufflammen gebracht werden kann. Welcher Einrichtung erinnert ihr euch dabei gewiß?

Sch.: Die Berufsämter sind bereit, uns zur Erlangung eines in körperlicher und geistiger Beziehung passenden Berufes zu verhelfen. Unser Schularzt untersucht uns vor der Berufswahl.

L.: Die Inanspruchnahme solcher Einrichtungen sollte keiner der demnächst zu Entlassenden verabsäumen.

L.: Wir haben erkannt, daß die Tuberkulose, insbesondere die Lungenschwindsucht, vermeidbar ist. Dazu haben wir einige Verhütungsmaßregeln besprochen. Wir fassen zur nächsten Stunde das Gelernte noch einmal zusammen in einigen Regeln. Dazu beantworten wir folgende Fragen:

1. Wie werden die Tuberkelbazillen vernichtet oder wenigstens unschädlich gemacht?
2. Wie schützen wir uns im Verkehr mit tuberkulösen Personen?
3. Wodurch kräftigen wir unseren Körper zur wirksamen Abwehr der Tuberkelbazillen?
4. Hygienische Maßnahmen unserer Schule gegen die Tuberkulose.

3. Praktische Nutzanwendung.

L.: Nachdem wir uns so eingehend über die Verhütung der Tuberkulose unterhalten haben, taucht in euch wahrscheinlich noch eine andere Frage auf. Nun, welche wohl?

Sch.: Ist denn die Tuberkulose auch heilbar?

L.: Darüber belehrt euch schon ein Vorgang, auf den ich hingewiesen habe bei Entstehung der offenen Form der Tuberkulose. Erinnert ihr euch dessen?

Sch.: Bei der Ausheilung der Tuberkulose bildet sich um einen tuberkulösen Herd ein schützender Wall von zumeist kalkhaltigen Stoffen, auch sucht der Körper die erkrankten Teile durch Narbenbildung zu ersetzen und von der Umgebung abzuschließen.

L.: Welche Wirkung muß dieser Vorgang auf die Bakterien haben?

Sch.: Die Tuberkelbazillen werden fest umschlossen und dadurch unwirksam gemacht.

L.: Die Folge davon ist, daß der Krankheitsvorgang zum Stillstand kommt. Es ist also der Satz zu beherzigen: „Die Tuberkulose ist heilbar."

L.: Für die Heilung ist insbesondere zu beachten, daß sie um so leichter und aussichtsvoller sein wird, je zeitiger sie eingeleitet wird. Darum muß die tuberkulöse Erkrankung möglichst zeitig erkannt werden.

Sch.: Welches sind denn die Anzeichen beginnender Tuberkulose der Lunge?

L.: Die Lungentuberkulose beginnt ganz allmählich und unmerklich. Wesentliche Anzeichen sind: Blässe des Gesichts, Rückgang des Körpergewichts, Abmagerung, Appetitlosigkeit, leichte Ermüdbarkeit. Später gesellen sich noch als bedenkliche Zeichen hinzu: unerwartet auftretende Nachtschweiße, Hustenreiz, endlich Auswurf, Auftreten von Blut im Auswurf und Kurzatmigkeit. Wenn solche Anzeichen auftreten, empfiehlt sich die sofortige Inanspruchnahme des Arztes. Kostenlose ärztliche Untersuchung erhaltet ihr in der nächsten Auskunfts- und Fürsorgestelle für Tuberkulöse (Angabe derselben). Die Behandlung der Tuberkulose geschieht am besten in einer Heilanstalt für Lungenkranke.

(Den Beschluß der Lektion macht am besten eine lebensvolle Schilderung des Lebens und Treibens in einer benachbarten Heilstätte oder Walderholungsstätte. Gegebenenfalls empfiehlt sich hierfür auch die Vorführung entsprechender Lichtbilder oder Filme.)

Zur häuslichen Bearbeitung eignen sich im Anschluß an die Lektion folgende Aufgaben:

1. Zur schriftlichen Darstellung:
   Wie hüten wir uns vor der Lungenschwindsucht?
   Die Abwehrmaßregeln im Kampf gegen die Tuberkulose.
   Ein Tag in einer Heilstätte.
   Wie es in einer Auskunfts- und Fürsorgestelle hergeht.

2. Lesestoffe:
   Die Luft (von Schubert);
   Luft und Licht (von Gerok);
   Der Staub (von Wagner) u. a.
   Die Sonne als Arzt (von Prof. Schleich).
3. Regeln (geeignet zu Schönschreibübungen und Diktaten).

„Wer in der Jugend kurz atmet, den drücken die weißen Haare nicht.“

„Fein draußen lassen den Schmutz der Straßen!“

„Spucken auf Diele und Stufen, heißt die Schwindsucht rufen.“

„Licht und Luft in deinem Haus treiben die Krankheit zur Tür hinaus.“

„Sich im Freien bewegen, ist dem Körper ein Segen.“

(Burgerstein).

4. Berechne folgende Aufgaben:

a) Im Jahre 1876 starben von 10 000 Lebenden 32 an Tuberkulose; im Jahre 1914 nur 15. Wie groß ist die Abnahme in Prozenten?

b) Von den Mitgliedern der Allgemeinen Ortskrankenkasse der Stadt Berlin sind im Jahre 1913 von 2771 gestorbenen Männern 307 der Tuberkulose und 501 sonstigen Lungenleiden, von 2187 gestorbenen Frauen 275 der Tuberkulose und 376 sonstigen Lungenleiden erlegen. Drücke diese Verhältnisse in Prozenten aus!

c) Es starben im Jahre 1919 in Berlin überhaupt:
15 000 männliche Personen
16 300 weibliche „

davon an Tuberkulose der Lungen:
2 325 männliche Personen
2 228 weibliche „

Ostpreußen überhaupt:
18 000 männliche Personen
18 100 weibliche „

davon an Tuberkulose der Lungen:
1 457 männliche Personen
1 408 weibliche „

Preußen überhaupt:
306 000 männliche Personen
317 800 weibliche „

davon an Tuberkulose der Lungen:
35 479 männliche Personen
39 133 weibliche „

im Deutschen Reich überhaupt:

475 200 männliche Personen
491 600 weibliche „

davon an Tuberkulose der Lungen:

53 791 männliche Personen
59 024 weibliche „

Die entsprechenden Einwohnerzahlen waren am 8. Oktober 1919: 1 902 000 — 2 228 500 — 36 690 000 — 59 852 000.

1. Wieviel Prozent starben überhaupt in den genannten Gebieten?

2. Wieviel Prozent der Gestorbenen erlagen in den einzelnen Gebieten der Lungentuberkulose?

d) Todesfälle an Tuberkulose auf je 10000 Lebende in Preußen für die Jahre 1894—1897:

Alter:	Männliches Geschlecht				Weibliches Geschlecht			
	Land	Städte	Großstädte	Berlin	Land	Städte	Großstädte	Berlin
0—5 Jahre	95	209	285	254	93	191	253	239
5—10 „	35	57	69	64	43	71	85	83
10—15 „	45	55	55	47	87	92	85	71
15—20 „	155	178	188	204	185	171	151	153
20-25 „	294	257	261	282	219	225	206	202
25—30 „	235	315	314	319	258	266	238	228
30—40 „	241	411	448	458	276	292	273	262
40—50 „	336	535	577	549	275	266	253	237
50—60 „	475	580	577	523	342	272	242	197

Berechne und vergleiche: Männliches und weibliches Geschlecht — Land, Stadt und Großstadt! — Zeichne die Verhältnisse in Stäben!

e) Zum Berechnen und Nachdenken!

In Deutschland beträgt die Zahl der Tuberkulosekranken ca. 600000. Ein Viertel davon ist im fortgeschrittenen Stadium.

In Preußen starben im Mai 1924 in einer Stunde durchschnittlich 5 Menschen an Tuberkulose.

Nach einer Statistik der Leipziger Ortskrankenkasse waren bei einem jährlichen Mitgliederbestand von 100000 — 771 Fälle von Tuberkulose mit 223 Todesfällen zu verzeichnen. Es ergaben sich hier aus 62047 mit Arbeitsverlust einhergehende Krankheitstage.

f) Man müßte wissen,

daß 1924 das Gesamtvermögen des deutschen Volkes auf . . . . 180 Milld. M.

die Einbuße an Nationalvermögen durch Todesfälle an Tuberkulose auf . . . . 2,5 Milld. M.

geschätzt wird!

B. Anschauungsmittel für den Tuberkuloseunterricht.

Für den „Progressionsmarsch der Erkenntnis“, wie Pestalozzi zutreffend die unterrichtliche Verarbeitung eines Lehrstoffes kennzeichnete, ist auch die Veranschaulichung des Dargebotenen ein dringendes Erfordernis. Der Hygieneunterricht kann nicht allein auf die bloße Autorität des Lehrenden gegründet werden, es muß dazu — nach Comenius’ Forderungen — noch die sensuelle und rationelle Demonstration des Lehrgutes treten. Am wertvollsten ist auch für die Tuberkulosebelehrung die eigene Beobachtung, die selbsttätige Problemerforschung seitens des Schülers. Dieser Forderung würde am vollkommensten Genüge getan, wenn wir die Schüler an ihrem eigenen Körper die Beobachtungen für richtiges Atmen, vernünftige Leibespflege usw. machen lassen. Immerhin ist aber der unterrichtliche Gewinn hieraus nur ein sehr geringer. Vielfach ist es nur die äußere Hülle, die wir selbstbetrachtend erkennen können, unter der nach Goethes Wort „oberflächlicher oder tiefer das Leben sein schaffendes Gewebe hervorbringt“.

Wir müssen deshalb nach Vervollständigung unseres Wissens durch andere Veranstaltungen trachten. Diese aber werden ihren Zweck nur dann in vollem Maße erfüllen, wenn sie getreue Nachbilder der Wirklichkeit sind. Es handelt sich hier um Trockenpräparate, Moulagen oder Spirituspräparate. In einer fast beispiellosen Vollkommenheit und Reichhaltigkeit sind solche Objekte vom „Deutschen Hygiene-Museum“ in Dresden in einer „Tuberkulose-Wanderausstellung“ zusammengestellt worden, die zuerst im Jahre 1921 in Dresden gezeigt wurde. Sie ist jetzt auf einer Reise durch die Großstädte Deutschlands begriffen und sollte da, wo sie erreichbar ist, auch seitens der Schule besucht werden. Für die besonderen Zwecke der Schulen haben die Lehrmittelwerkstätten des Deutschen Hygiene-Museums (Dresden-A. 1, Zirkusstraße 38/40) eine Sammlung hygienischer Anschauungsmittel hergestellt. Da ihre Kostspieligkeit wohl eine allgemeine Anschaffung für jede Schule kaum ermöglichen dürfte, wäre ihre Sammlung in einem zentralen Schulmuseum oder auch bei den Kreis-Wohlfahrtsämtern recht angebracht, wie solche bereits in einigen Orten durchgeführt ist. Hier könnte beim Klassenbesuch die vertiefende Betrachtung gewisser Erscheinungen vorgenommen werden.

An Material zur Verdeutlichung benutzen wir ferner Modelle aus Wachs oder Papiermaché, wie diese von verschiedenen Firmen in naturwahrer Ausführung auf den Lehrmittelmarkt gebracht werden. In ihrer naturgetreuen Ausgestaltung und wegen ihrer plastischen Wirkung sind die Reliefbilder der „Deutschen Hochbild-Gesellschaft“ in München für Schulen recht geeignet. Vor den sonstigen plastischen Nachbildungen haben sie den Vorzug, daß sie leicht an Gewicht, daher bequem zu transportieren und außerdem nicht zerbrechlich sind. Sie sind hinsichtlich ihres Preises so bemessen, daß den Schulen die Anschaffung möglich ist.

Wo es sich um sehr komplizierte Vorgänge und sehr kleine Gebilde (wie z. B. bei den Alveolen und Blutgefäßen) handelt, kommen schematische Darstellungen zur Anwendung, welche der Lehrer zeichnend vor der Klasse entstehen läßt. Weiter ist noch zu gedenken der unabsehbaren Menge von Veranschaulichungsmitteln, welche als Gleichnis zu behandeln sind und daher eine Übertragung notwendig machen. Die Lunge mit ihren Verästelungen wird mit einem hohlen Baum verglichen, der mit dem Wurzelende nach oben gerichtet ist, die Mechanik der Atmung geschildert am Blasebalg, dem Kolben einer Spritze oder einer Luftpumpe.

Zur Vervollständigung unserer Anschauungsmittel dienen ferner die Bilder. Früher kamen sie im naturkundlichen Unterricht fast ausschließlich zur Verwendung. Auch jetzt noch können sie nicht ganz entbehrt werden. Sie werden im Gegenteil immer eine gewisse Geltung behaupten, um so mehr, da man jetzt daran ist, ihnen starke Lebenswahrheit zu verleihen. Um eine möglichst ausgiebige Verwendung der Bilder zu erzielen, ist es notwendig, daß sie die anatomischen, physiologischen und hygienischen Verhältnisse gleichzeitig zur Darstellung bringen. Es wird dadurch eine gründliche methodische Durcharbeitung der einzelnen Stoffgebiete ermöglicht.

Für den Tuberkuloseunterricht in der Schule hat das Deutsche Zentralkomitee zur Bekämpfung der Tuberkulose 1911 eine „Tuberkulosewandtafel“, bearbeitet von Prof. Dr. Nietner und Friedrich Lorentz, herausgegeben. Eine wesentlich verbesserte Neuauflage dieser Tafel ist auf Anregung des jetzigen Generalsekretärs Dr. Helm, vom „Deutschen Hygiene-Museum“ in Dresden hergestellt worden (s. Abb. 3, Seite 133). Die Tafel besteht aus 4 Reihen von Bildern. Die oberste Reihe zeigt in drei künstlerischen Bildern augenfällig die Übertragungsmöglichkeiten der Tuberkulose. Um den Bau und die Funktionen der Lungen behandeln zu können, wird in der zweiten Reihe eine anatomische Darstellung der Lungen gegeben. Die vergrößerte Darstellung der Alveolen mit den Kapillaren dient zur Besprechung des Gasaustausches bei der Atmung. Die dritte Reihe zeigt eine

Abbildung des Tuberkelbazillus und drei Bilder von kranken Lungen. In der letzten Reihe wird schließlich noch die Bedeutung der Leibesübungen und der Körperkultur für die Tuberkulosebekämpfung bildlich zur Darstellung gebracht. Die Tafel ist durch das Deutsche Zentralkomitee zur Bekämpfung der Tuberkulose — Berlin W 9, Königin-Augusta-Str. 7 — zu beziehen (Preis 1,50 Mk ausschließlich Porto).

Die Errungenschaften der modernen Photographie haben uns ein weiteres vortreffliches Hilfsmittel für die Tuberkuloseunterweisung in den Schulen geliefert in dem Lichtbilde oder Diapositiv. Seine Vorführung wird heute fast bei jedem Vortrage als notwendige Ergänzung angesehen und gelangt auch in den Unterrichtsanstalten aller Art in steigendem Umfange zur Anwendung. Es gibt, wie kein anderes, die Möglichkeit, das auf der Projektionswand erscheinende Bild für die gleichzeitige Betrachtung durch viele Personen für Studienzwecke entsprechend zu vergrößern. Das gesteigerte Interesse, hervorgerufen durch eine ständige Erwartung eines neuen Bildes, vertieft die beim gleichzeitigen Vortrag dargebotenen mündlichen Erklärungen.

Falls in den Schulen ein Projektionsapparat zur Verfügung steht, dürfte es sich empfehlen, die Bilder nach Abhandlung des gesamten Themas mehr zur Vertiefung und Verinnerlichung des gesprochenen Wortes darzubieten. Insbesondere können Schilderungen über die Heilstättenbehandlung, das Leben in Walderholungsstätten und Ferienheimen durch lebensvolle Aufnahmen trefflich illustriert werden. Dabei lassen sich dann auch ganz ungewollt durch eine geschickte Einfügung entsprechender Bilder die behandelten Tatsachen wiederholen. Recht lebensvoll gestaltet sich solche Vorführung, wenn einzelne Schüler selbst gehalten werden, die Erklärung der ihnen bekannten Bilder in zusammenhängender Rede zu geben.

Eine große Sammlung trefflicher Lichtbilder über die Tuberkulose hat das „Deutsche Zentralkomitee zur Bekämpfung der Tuberkulose“ zusammengestellt, welche dort gegen Erstattung der Portokosten und eine Gebühr von 10 Pf. für jedes Bild ausgeliehen wird. Das Lichtbilderverzeichnis wird gegen Einsendung von 1 Mark nebst Porto von der Geschäftsstelle übersandt. Eine besondere Tuberkuloseserie bietet auch das „Deutsche Hygiene-Museum“ in Dresden zum käuflichen Bezuge an.

Besonders wirkungsvoll ist die Verwendung von Lichtbildern an Elternabenden oder Vortragsveranstaltungen für Jugendklubs, bei denen man für hygienische Themen stets ein dankbares Auditorium findet. Hier findet sich zugleich auch eine passende Gelegenheit für das Zusammenwirken von Schularzt und Lehrer auf dem Gebiete hygienischer Volksbelehrung. Was der Lehrer auf dem Gebiete der Hygiene den Schülern vorgetragen hat, wird hier einem größeren Kreise durch das Eintreten des Fachmannes in seiner großen Bedeutung vorgeführt.

Für größere Veranstaltungen hat man auch den Kinematographen in den Dienst der gesundheitlichen Aufklärung zu stellen gesucht. Immer mehr findet der hygienische Aufklärungsfilm Eingang in den Spielplan der öffentlichen Lichtbilderbühnen. Für die Tuberkulosebekämpfung brachte das „Deutsche Zentralkomitee zur Bekämpfung der Tuberkulose" zwei Filme heraus. Der erste, von Generaloberarzt Dr. Helm, Prof. Kayserling und Prof. Kemsies entworfen, legt den Hauptwert auf die belehrende Seite. An der Krankengeschichte eines Tischlers lernen wir die Verbreitungs-, Verhütungs- und Bekämpfungsmaßnahmen kennen. Der Film eignet sich ganz gut zur Vorführung vor Schülern. Unbedingt notwendig ist bei seinem Ablauf das gesprochene Wort; nur wenn der Lehrer oder der Schularzt die Bilder erläutert, werden die Zuhörer etwas mit nach Hause nehmen. Noch intensiver wird der Eindruck, wenn seitens der Schule eine pädagogische Vorbereitung und eine vertiefende Nacharbeit vorgenommen wird. Weitergehende Aufgaben verfolgt der Tuberkulose-Film „Die weiße Seuche", welcher von der Universum-Film-Aktien-Gesellschaft (Kulturabteilung), Berlin SW, Friedrichstr. 209 im Verein mit dem Tuberkulose-Zentralkomitee hergestellt worden ist. Das Riesenproblem der Tuberkulose wird hierin nach der statistischen, hygienischen, medizinischen und sozialen Seite hin angefaßt. In 7 Akten wird uns die große Ansteckungsgefahr geschildert, die der Tuberkulöse für seine Umgebung bildet, es werden die Mittel gezeigt, mit denen dieser Gefahr zu begegnen ist. In lebenswahren Bildern werden die schrecklichen Verwüstungen vorgeführt, die die Tuberkulose im menschlichen Körper hervorruft. Tröstlich ist es alsdann, zu sehen, wie diese furchtbare Krankheit zu bekämpfen und zu heilen ist. Unter entsprechender Kürzung würden sich Teile des Films auch für Schülervorführungen eignen, wobei dann aber immer noch auf die besonderen Erfordernisse der kindlichen Auffassungsfähigkeit Rücksicht zu nehmen wäre. In einer Filmunterrichtsstunde müssen die Bilder mehr als einmal vorgeführt werden, sie müssen auch gelegentlich angehalten werden können, damit der Lehrer Gelegenheit hat, auf etwaige Fragen einzugehen und nicht verstandene Punkte ausführlicher zu behandeln und zu wiederholen. Auch die Film- und Lichtbildvorführungen erfordern eine eigene Pädagogik, wenn sie wirksame Hilfsmittel für gesundheitliche Aufklärungen werden sollen.

Einer der verdienstvollsten Vorkämpfer auf dem Gebiete der Tuberkulosebekämpfung und -belehrung, Prof. Dr. Thiele, Dresden, äußerte auf dem Tuberkulosekongreß in Elster:

„Unsere Tuberkulosearbeit ist zum großen Teil Erziehungsarbeit. Wie in jedem Kampfe für Volkswohlfahrt und Volksgesundheit wird auch bei der Bekämpfung der Tuberkulose der entscheidende Schritt erst dann getan sein, wenn auf der Grundlage eines sicheren Wissens von den einfachsten Grundtatsachen der allgemeinen Gesundheitslehre der Mensch aus dem zum Widerspruch reizenden Zustande des ‚Du sollst' in das freudig bejahende ‚Ich will' hineinwächst."

Diese Wandlung strebt auch die moderne Pädagogik an, indem sie die Erziehung zur Tat zum beherrschenden Lehrprinzip erhebt. Das moderne voluntaristische Prinzip mit seiner Fundierung auf den Willen als des grundlegendsten Elementes im Menschen findet auch im Tuberkuloseunterricht seine mächtigste Stütze. Aus einem umfassenden Wissen und durch eine ausgebreitete Bildung muß sich ein Pflichtgefühl zur Gesunderhaltung gegenüber den mannigfachen Tuberkulosegefahren herausbilden. Das Gesundsein ist nicht nur eine Tugend, das Gesunderhalten ist eine Pflicht für jeden einzelnen. Für den Kampf mit der mächtigsten Volksseuche muß die Schule die Waffen schärfen durch erhöhte Bildung und Einsicht bei der Jugend. Die Jugend aufklären bedeutet, der Tuberkulose des späteren Alters den Boden entziehen. Wollen wir darum der Jugend wirklich nützen und unserer Nation vollwertige Individuen erziehen, so muß die Gesellschaft jedes menschliche Wesen von der Mutterbrust an verfolgen bis zu der Zeit, wo aus ihm der Jüngling und die Jungfrau wird. Durch eine antituberkulöse Erziehung müssen wir es in den Stand setzen, während seiner ganzen Existenz die Ansteckungsgelegenheiten der Tuberkulose zu meiden. Dieser Schutz unseres schulpflichtigen Nachwuchses gegen die Ansteckung mit Tuberkulose ist ein Akt kluger und weitsichtiger Vorbeugetätigkeit. Die Arbeit der Schule an diesem Werke antituberkulöser Aufklärung dient zur Förderung pädagogischer und vor allem national-biologischer Ziele; denn: „Wer dafür kämpft, den Massen Leben und Gesundheit zu erhalten, der kämpft für die Stärke und für die Zukunft unseres Vaterlandes" (von Posadowsky-Wehner).

Anhang.

1. Richtlinien für die zur Zeit dringlichsten Aufgaben der Tuberkulosebekämpfung.

Bekanntgegeben durch Runderlaß des Reichsministeriums des Innern vom 24. Juli 1922 — II 6447 A —.

Nach wie vor sollen die bewährten Grundsätze und Richtlinien, die bisher für die Tuberkulosebekämpfung in Deutschland maßgebend gewesen sind, ihre Geltung behalten. Die ernsten und betrübenden Erscheinungen aber, welche die Tuberkulose bald nach Ausbruch des Weltkrieges und bis in die neueste Zeit gezeigt hat machen es notwendig, bei der Abwehr dieser Krankheit ganz besonders die nachstehenden Gesichtspunkte zu beachten.

1. Unter den gegenwärtigen Verhältnissen sind als tuberkulosegefährdet alle Personen zu betrachten, die allgemein, insbesondere durch Unterernährung geschwächt sind, auch wenn eine Erkrankung noch nicht nachweisbar ist; dies gilt namentlich für diejenigen Personen, in deren Umgebung sich ansteckende Tuberkulöse befinden.

2. Eine erhöhte Tuberkulosegefahr besteht für diejenigen Altersklassen, deren Kindheit und Jugend in die Kriegszeit und die ersten Nachkriegsjahre fällt. Aus diesem Grunde ist neben der Fürsorge für die Erwachsenen noch mehr als bisher die Bekämpfung der Tuberkulose im kindlichen und jugendlichen Alter vornehmlich durch vorbeugende Maßnahmen zu betreiben.

Als Träger aller Maßnahmen kommen in erster Linie die Selbstverwaltungskörper der Gemeinden und der sozialen Versicherung in Betracht. Daneben ist angesichts der jeden einzelnen bedrohenden Gefahr die freiwillige Mitarbeit aller dazu berufenen Kreise im weitesten Sinne erforderlich. Nicht von dem Eingreifen des Staates ist der Erfolg zu erwarten, sondern es bedarf der Mithilfe der gesamten Bevölkerung.

3. Behufs rechtzeitiger Vorbeugung sind möglichst weite Bevölkerungskreise, vornehmlich Kinder und Jugendliche, einer allgemeinen gesundheitlichen Durchmusterung zu unterziehen. Alle hierbei als gefährdet ermittelten Personen sollen einer gesundheitlichen Überwachung unterstellt werden, damit im Bedarfsfalle die Behandlung rechtzeitig eingeleitet werden kann. Dazu ist die allgemeine Einführung der schulärztlichen Tätigkeit in Stadt und Land und ihre Ausdehnung auf alle Gemeinde- und höheren Schulen ebenso unentbehrlich wie die periodische Untersuchung aller Versicherten in den Betrieben.

4. Im Vordergrund jeder Tuberkulosebekämpfung muß die Sicherstellung einer nach Menge und Zusammensetzung ausreichenden Ernährung stehen. Daneben sind alle Maßnahmen, die zur Gesundheitspflege und Kräftigung der Jugend dienen können, insbesondere

Wohnungsfürsorge, Bereitstellung von Kleingärten, Beschaffung von Kleidung und Heizung, ferner Abhärtung, Anleitung zu Spiel und Sport, Zahnpflege usw. zu berücksichtigen. Hierbei muß auf die bisherigen Erfahrungen zurückgegriffen werden, z. B. auch auf die Maßnahmen der Versicherungsträger und der Fürsorgestellen in der Ernährungsfürsorge und auf die mit so großem Erfolge durchgeführten Schulspeisungen.

5. Für die Behandlung der tuberkulosekrank befundenen Erwachsenen und Kinder sind neben den bewährten und auch für die Zukunft unentbehrlichen, aber durch schärfere Auswahl der Pfleglinge zu entlastenden Heilstätten auch sonstige wirksame Einrichtungen in verstärktem Maße heranzuziehen, z. B. Walderholungsstätten, Waldschulen, Liegeplätze, ambulante Behandlung, geeignete Kurorte usw.

6. Die schon wiederholt geforderten Einrichtungen für eine gesonderte Unterbringung und zweckmäßige Versorgung Tuberkulosekranker in den allgemeinen Krankenhäusern sollten überall schleunigst geschaffen werden. Auf die Absonderung derjenigen Schwertuberkulösen, welche ihre Umgebung besonders gefährden, ist nach wie vor entscheidendes Gewicht zu legen.

7. Die Belehrung und Aufklärung über die Tuberkulose soll bereits in der Schule beginnen und auf die gesamte Bevölkerung ausgedehnt werden. Hierbei ist von Wanderausstellungen, Lichtbilder- und Filmvorführungen in Verbindung mit ärztlichen Vorträgen reichlich Gebrauch zu machen.

8. Bei der Ausbildung der Medizinstudierenden und der Fortbildung der Ärzte sind neben den klinischen auch die sozialen Gesichtspunkte der Tuberkulosebekämpfung, insbesondere auch durch praktische Übungen, gebührend zu berücksichtigen. Auch das Krankenpflegepersonal bedarf einer gründlichen Ausbildung und dauernden Fortbildung auf dem Gebiete der Tuberkulosebekämpfung.

---

2. Erlaß des Preußischen Ministers der geistlichen, Unterrichts- und Medizinalangelegenheiten, betr. die Verhütung der Verbreitung ansteckender Krankheiten durch die Schulen.

Vom 9. Juli 1907.

§ 1. Die Schulbehörden sind verpflichtet, der Verbreitung übertragbarer Krankheiten durch die Schule tunlichst entgegenzuwirken und die beim Auftreten dieser Krankheiten hinsichtlich der Schulen und anderen Unterrichtsanstalten erforderlichen Anordnungen nach Maßgabe der nachstehenden Vorschriften zu treffen.

§ 2. Auf die Reinhaltung der Schulgrundstücke, namentlich der Umgebung der Brunnen und der Schulräume einschließlich der Bedürfnisanstalten ist besondere Aufmerksamkeit zu richten. Die Klassenzimmer sind täglich auszukehren und wöchentlich mindestens zweimal feucht aufzuwischen, während der Schulpausen und der schulfreien Zeit zu lüften und in der kalten Jahreszeit angemessen zu erwärmen. Die Bedürfnisanstalten sind regelmäßig zu reinigen und erforderlichenfalls zu desinfizieren. Jährlich mindestens dreimal hat eine gründliche Reinigung der gesamten Schulräume einschließlich des Schulhofes zu erfolgen. Auch empfiehlt es sich, in angemessenen Zwischenräumen das Wasser der Schulbrunnen bakteriologisch untersuchen zu lassen.

§ 3. Folgende Krankheiten machen wegen ihrer Übertragbarkeit besondere Anordnungen für die Schulen und andere Unterrichtsanstalten erforderlich:

a)...

b)...Lungen- und Kehlkopftuberkulose, wenn und solange in dem Auswurf Tuberkelbazillen enthalten sind...

§ 4. Lehrer und Schüler[1]), welche an einer der in § 3 genannten Krankheiten leiden,...dürfen die Schulräume nicht betreten...

Die Ortspolizeibehörden sind angewiesen, von jeder Erkrankung eines Lehrers oder Schülers an einer der im Absatz 1 bezeichneten Krankheiten, welche zu ihrer Kenntnis gelangt, dem Vorsteher der Anstalt (Direktor, Rektor, Hauptlehrer, ersten Lehrer, Vorsteherin usw.) unverzüglich Mitteilung zu machen.

Werden Lehrer oder Schüler von einer der in Absatz 1 bezeichneten Krankheit befallen, so ist dies dem Vorsteher der Anstalt unverzüglich zur Kenntnis zu bringen.

§ 5. Es ist auch seitens der Schule darauf hinzuwirken, daß der Verkehr der vom Unterricht ferngehaltenen Schüler mit anderen Kindern, insbesondere auf öffentlichen Straßen und Plätzen, möglichst eingeschränkt wird.

§ 10. Es ist darauf zu halten, daß Lehrern und Schülern, welche unter Erscheinungen erkrankt sind, die den Verdacht der Lungen- und Kehlkopftuberkulose erwecken — Mattigkeit, Abmagerung, Blässe, Hüsteln, Auswurf usw. — einen Arzt befragen und ihren Auswurf bakteriologisch untersuchen lassen.

Es ist Sorge dafür zu tragen, daß in den Schulen an geeigneten Plätzen leicht erreichbare, mit Wasser gefüllte Speigefäße in ausreichender Anzahl vorhanden sind. Das Spucken auf den Fußboden der Schulzimmer, Korridore, Treppen sowie auf den Schulhof ist zu untersagen und nötigenfalls zu bestrafen.

§ 17. Die vorstehenden Vorschriften finden auch auf Erziehungsanstalten, Kinderbewahranstalten, Spielschulen, Warteschulen, Kindergärten, Krippen u. dgl. entsprechende Anwendung.

§ 18. Es empfiehlt sich, die Schüler gelegentlich des naturwissenschaftlichen Unterrichts und bei sonstigen geeigneten Veranlassungen über die Bedeutung, die Verhütung und Bekämpfung der übertragbaren Krankheiten aufzuklären und die Eltern der Schüler für das Zusammenarbeiten mit der Schule und für die Unterstützung der von ihr zu treffenden Maßregeln zu gewinnen.

---

[1]) Vorstehender Erlaß ist durch einen Erlaß vom 16. September 1914 dahin ergänzt worden, daß in den §§ 4, 5 und 10 hinter den Worten „Lehrer und Schüler" die Worte oder „Schuldiener, Turndiener und anderes Hilfspersonal" sinngemäß eingeschaltet werden. Der Erlaß ist heute noch nach der am 5. April 1923 abgeänderten Fassung maßgebend.

3. Preußisches Tuberkulosegesetz

vom 4. August 1923. Gesetzsammlung S. 374.

(In der durch das Abänderungsgesetz vom gleichen Tage festgesetzten Fassung.)

Der Landtag hat folgendes Gesetz beschlossen:

§ 1. (1) Jede ansteckende Erkrankung und jeder Todesfall an Lungen- und Kehlkopftuberkulose ist dem für den Wohnort oder den Sterbeort zuständigen beamteten Arzt innerhalb 8 Tagen, bei Todesfällen innerhalb 24 Stunden, schriftlich oder mündlich mitzuteilen.

(2) Der Minister für Volkswohlfahrt kann zulassen, daß die Meldung an Fürsorgestellen, Gesundheits- oder Wohlfahrtsämter, die den nötigen Vorbedingungen entsprechen, statt an den beamteten Arzt gerichtet wird. Diese zugelassenen Meldestellen haben die ihnen zugehenden Mitteilungen an den beamteten Arzt weiterzugeben.

(3) An eine Fürsorgestelle, die als Meldestelle nicht zugelassen ist, hat der beamtete Arzt einlaufende Mitteilungen weiterzugeben.

(4) Zur Mitteilung verpflichtet ist der zugezogene Arzt.

§ 2. (1) Wechselt ein solcher Kranker die Wohnung, so ist dieser Wechsel unverzüglich nach erlangter Kenntnis des beabsichtigten Wohnungswechsels unter Angabe der alten und der neuen Wohnung der für die alte Wohnung zuständigen Meldestelle mündlich oder schriftlich durch den Haushaltungsvorstand mitzuteilen.

(2) Wechselt mit der Änderung der Wohnung zugleich der Haushaltungsvorstand, so liegt die Anzeigepflicht dem bisherigen Haushaltungsvorstande ob.

§ 3. Für Erkrankungen und Todesfälle, welche sich in Kranken- oder Entbindungs-, Pflege-, Gefangenen- und ähnlichen Anstalten ereignen, ist der Vorsteher der Anstalt oder die von der zuständigen Stelle damit beauftragte Person innerhalb 24 Stunden zur Mitteilung verpflichtet.

§ 4. Die Kreise haben auf Verlangen Meldekarten für schriftliche Mitteilung unentgeltlich zu verabfolgen.

§ 5. Die Fürsorgestellen für Lungenkranke haben die für notwendig erachteten Fürsorgemaßnahmen möglichst im Benehmen mit dem behandelnden Arzte zu treffen. Soweit die Gemeinden oder andere Stellen in Anspruch zu nehmen sind, haben die Fürsorgestellen entsprechende Anträge an diese zu stellen.

(2) Ist keine Fürsorgestelle vorhanden, so hat der beamtete Arzt mit dem behandelnden Arzte die zur Verhütung der Weiterverbreitung der Krankheit und zur Fürsorge für den Kranken und seine Familie dienlichen Maßnahmen zu besprechen.

§ 6. Die Mitteilung vom Wohnungswechsel eines Kranken haben der beamtete Arzt und die bisher zuständige Fürsorgestelle auszutauschen und gegebenenfalls an die für die neue Wohnung des Kranken zuständige Meldestelle weiterzugeben. Diese hat das nach § 5 Erforderliche zu veranlassen.

§ 7. Die zuständige bakteriologische Untersuchungsstelle hat über jede Untersuchung des Auswurfs auf Tuberkelbazillen dem einsendenden Arzt und über jeden positiven Befund der zuständigen Meldestelle Mitteilung zu machen.

§ 8. (1) Auf Antrag des beamteten oder behandelnden Arztes oder einer seitens des Ministers für Volkswohlfahrt zugelassenen Meldestelle (§ 1) kann die Ortspolizeibehörde eine Desinfektion nach den Vorschriften der Desinfektionsordnung ausführen lassen.

(2) Ist die Desinfektion im Verhältnis zum Werte der Gegenstände zu kostspielig, so kann von der Ortspolizeibehörde die Vernichtung angeordnet werden.

(3) Gegen die Anordnungen der Ortspolizeibehörde finden die gegen polizeiliche Verfügungen gegebenen Rechtsmittel Anwendung.

(4) Die Anfechtung der Anordnungen hat keine aufschiebende Wirkung.

§ 9. Für eine Desinfektion oder eine Vernichtung von Gegenständen, welche auf Grund des § 8 dieses Gesetzes polizeilich angeordnet wird, gelten die §§ 14, 15 und 17 bis 24 des Gesetzes, betreffend die Bekämpfung übertragbarer Krankheiten, vom 28. August 1905, jedoch mit Ausnahme des dort angezogenen § 28, § 32 Ziffer 2 und § 33 Ziffer 2 des Reichsgesetzes, betreffend die Bekämpfung gemeingefährlicher Krankheiten, vom 30. Juni 1900.

§ 10. (1) Die amtliche Beteiligung des beamteten Arztes bei der Ausführung des gegenwärtigen Gesetzes erfolgt gebührenfrei.

(2) Die Kosten der Desinfektion sind auf Antrag aus öffentlichen Mitteln zu bestreiten.

§ 11. Mit Geldstrafe bis zu 1500 M. wird bestraft:

1. wer die ihm nach den §§ 1 bis 3 dieses Gesetzes obliegenden Mitteilungen böswillig unterläßt. Die Strafverfolgung tritt nicht ein, wenn die Mitteilung von einem anderen dazu Verpflichteten oder einem Dritten rechtzeitig gemacht worden ist,

2. wer Räume oder bewegliche Gegenstände, für welche auf Grund des § 8 dieses Gesetzes eine Desinfektion polizeilich angeordnet war, vor Ausführung der angeordneten Desinfektion in Gebrauch nimmt oder einem anderen überläßt.

§ 12. Die zur Bekämpfung der Lungen- und Kehlkopftuberkulose erlassenen Bestimmungen des Gesetzes betreffend die Bekämpfung übertragbarer Krankheiten, vom 28. August 1905 (Gesetzsammlung S. 373) werden aufgehoben.

§ 13. (1) Der Zeitpunkt des Inkrafttretens dieses Gesetzes wird durch den Minister für Volkswohlfahrt bestimmt. Es tritt spätestens am 1. Juli 1923 in Kraft.

(2) Der Minister für Volkswohlfahrt erläßt die zur Ausführung des Gesetzes erforderlichen Bestimmungen.

Das vorstehende, vom Landtag beschlossene Gesetz wird hiermit verkündet. Die verfassungsmäßigen Rechte des Staatsrats sind gewahrt.

4. Die Bewahrung der Jugend vor der Tuberkulose.

Eine Ansprache von Dr. A. Thiele, Chemnitz.

Des Sommers Gluten sind dahin: auf welken Blättern ist der Herbst ins Land gezogen und Busch und Bäume neigen sich dem Winter zu. Vermag es Menschenkunst und Menschenwille, das welke Blatt am Zweige festzuhalten, vielleicht einen Tag oder eine Stunde nur? Ein Windhauch wirbelt es davon...

Just so erscheint dem, der nur oberflächlich die Arbeit der Tuberkulosebekämpfung betrachtet, all das Mühen und Sorgen um die Erhaltung des schwindsüchtigen Erwachsenen: ein oder zwei kurze Jahre nur — ein Windhauch wirbelt ihn davon...

Doch der Optimismus macht die Weltgeschichte. Wir würden den opfermutigen Kämpfern wider die furchtbarste Volkskrankheit, die Tuberkulose, bitter unrecht tun, wenn wir die Arbeit der medizinischen Forschung, der Beratungs- und Fürsorgestellen, der Heil- und Erholungsstätten verurteilen würden. Großes ist geleistet worden; der Feind ist erkannt, die Richtung gegeben, und Schutzdamm um Schutzdamm erhebt sich. Aber unsere Arbeit, denn es ist ja unsere Arbeit, die wir hier versammelt sind, wäre Sisyphusarbeit, würden wir uns nur um die welken Blätter kümmern, und gedächten wir nicht daran, die jungen Pflänzchen so zu ziehen, daß ihnen die Stürme des Lebens nichts anhaben können.

Die Jugend bewahren heißt: das Alter erhalten! Bewahren nicht in dem Sinne, ein Glashaus um das wachsende Geschlecht herumbauen; nein, auch für die Gesundheit gilt das Wort: Es bildet sich ein Charakter in dem Strom der Welt!

Unser deutsches Vaterland verliert alljährlich fast den vierten Teil aller Neugeborenen. Und trägt die Sommerhitze mit ihrem Gefolge an Nahrungsverderbnis und Überwärmung ein gut Teil der Todesnot der Säuglinge bei — die sich immer mehr und mehr vertiefende Tuberkuloseforschung hat nachgewiesen, daß gerade an allgemeiner Tuberkulose zehnmal mehr Säuglinge zugrunde gehen, als Schwindsüchtige im blühendsten Alter.

Wie kommt das? Der kleine Weltbürger schreit tüchtig: es ist ja seine einzige Arbeit und fast seine einzige Freude. Aber das kräftige Einatmen beim Schreien reißt geradezu die etwa in der Luft herumfliegenden Schwindsuchtskeime, jene kleinsten Staubpflänzchen, die Tuberkelbazillen, mächtig in die Lungen hinein: die Ansteckung ist erfolgt. In den Lungendrüsen wuchert das giftige Unkraut, um in den trostlosesten Fällen in die Blutbahn einzubrechen und so den ganzen Körper zu überschwemmen. In manchen Fällen bleiben die bösen Keime dauernd in den Drüsen haften: der junge Mensch bleibt trotz der Ansteckung gesund. Kräftiger Körperzustand und gesundheitliche Haltung helfen dazu. Weitere Kinder, und das sind wohl die meisten Fälle, haben von ihren Eltern her eine eigenartige Anlage von, wenn ich mich so ausdrücken darf, Saft- und Kraftlosigkeit geerbt, eine erhöhte Bereitschaft zu Erkrankungen. Trifft nun die Tuberkuloseansteckung ein solches Kind, so entsteht das nur zu bekannte Bild der Skrofulose mit seinen Hautausschlägen, Drüsenschwellungen- und Entzündungen, Augen- und Ohrenleiden und Krampfanfällen. Blutarmut und Bleichsucht, Engbrüstigkeit und rasche Ermüdbarkeit wachsen auf diesem Boden mit den Kindern heran, und treten neue gesundheitliche Gefährdungen, wie die der Entwicklungszeit, schwere Erkrankungen, wie Keuchhusten, Lungenentzündungen, Influenza und ähnliche, vor allem falsche Berufswahl und schädliche Arbeit und endlich ungünstige Lebensverhältnisse hinzu, dann lodert der in der Tiefe schlummernde Brand von neuem auf: die Lungenschwindsucht fordert ihr Opfer.

Die Wissenschaft ist in der Lage, die Anwesenheit von Tuberkulosekeimen im kindlichen Körper einwandfrei festzustellen. Nach diesen Forschungen hat bis zum 15. Lebensjahre die Hälfte und mehr aller Kinder solche Keime in sich aufgenommen, und Kinder aus

Familien, wo Vater oder Mutter selbst an schwerer Lungentuberkulose leiden oder litten, sind fast ausnahmslos im zweiten oder spätestens dritten Lebensjahre angesteckt.

Angesteckt, aber Gott sei Dank nicht erkrankt! Die Welt wäre entvölkert, wäre Ansteckung und Erkrankung dasselbe! Aber der böse Keim ist in diesen Kindern darin und wartet auf eine ihm günstige Gelegenheit. Man nennt solche Kinder lungengefährdet.

Ein reichliches Drittel der Gesamtbevölkerung sind Kinder bis zum 15. Lebensjahre; die Aufgabe der Bewahrung unserer Jugend vor der Tuberkulose tritt uns in ihrer ganzen Größe vor die Seele! 800 000 bazillenverstreuende, schwerkranke Schwindsüchtige gibt es im Deutschen Reiche; 800 000 Lungenkranke, denen ziemlich 2 Mill. gefährdeter Kinder entsprechen.

Auch nur die Wahrscheinlichkeit, alle diese Kinder, wie es das zweckentsprechendste wäre, aus der unmittelbaren Nachbarschaft ihrer kranken Angehörigen herauszubringen, muß verneint werden, ganz abgesehen von dem Leid, Kinder von ihren Eltern trennen zu müssen. Trotzdem wird und muß der Versuch gemacht werden: kleine Heime auf dem Lande, verständige Familien in Dorf und kleiner Stadt nehmen die gefährdeten Kinder auf und verdienen sich einen Gotteslohn um die bedrohte Jugend.

Das Wesentliche aber ist eine ununterbrochene Überwachung aller tuberkulosegefährdeten Kinder, die mit der Geburt beginnt, sie durch die Kleinkinderzeit geleitet und mit der Schul- und Fortbildungsschulzeit abschließt. Die Leitung dieser Überwachung wird der Arzt in seinen Händen haben: Mütterberatungs- und Fürsorgestelle mit daran anschließender Kleinkinderhilfe, schulärztliche Überwachung und Elternberatung. Das sind so die Hilfsstationen auf dem Wege der Bewahrung, die in engster Fühlung mit der Tuberkulose-Auskunfts- und Fürsorgestelle ihr Werk treiben müssen, wenn anders sie mit Segen arbeiten wollen.

Überwachen heißt: Aufklären über gesundheitliche Fragen, Licht und Luft in die Wohnungen bringen, den Großen wehren, daß sie nicht im Unverstande ihren Kindern schaden, die Kleinen lehren, daß Reinlichkeit aller Gesundheit Anfang ist, ärztliche Behandlung und Fürsorge vermitteln. Und bewahren heißt: Die Widerstandsfähigkeit des Körpers wecken, stählen und stärken und dadurch den Ausbruch der Erkrankung verhüten, Leib und Seele aus den grauen Mauern der Großstadt hinausführen in die freie Gottesnatur. Bewahren heißt endlich, den jungen werdenden Menschen in eine Arbeit, einen Beruf einführen, wo ihm des Lebens Früchte reifen können.

Viel ist getan, aber noch so manche Arbeit wartet der rüstigen Hände und gütigen Herzen! Wer könnte da besser überwachen, besser fürsorgen als die, denen Mutter Natur ein nimmer ermüdendes, immer sorgendes Herz mit auf den Weg gab? Unserer Frauen und Mädchen warten tausend junge Seelen. Tausend junge Menschenkinder harren der hilfreichen Hände, die sie zu Kraft und Gesundheit führen. Möchten recht viele unserer Frauen und Mädchen ihre freie Zeit mit diesem Werke der Jugendarbeit ausfüllen: die Bekämpfung der Tuberkulose ist eine Schule sozialer Einsicht sondergleichen!

Man hat gesagt — und selbstzufriedene Egoisten werden nicht müde, diese Worte zu wiederholen — die Bewahrungs- und Fürsorgetätigkeit der modernen sozialen Hygiene erhalte zu viel lebensuntüchtige und wertlose Glieder der menschlichen Gesellschaft, die die vorwärts- und aufwärtsstrebende Kraft der Gesunden aufhalten und lähmen: „Laß sterben, was da sterben muß, nur der Lebende, der Gesunde hat recht!" Aber stimmt mit diesem Satze von der rasseverbessernden Kraft der Auslese, nach der doch die Tüchtigsten zurückbleiben müßten, die Erfahrung überein, daß das Gebiet höchster Säuglings- und Kindersterblichkeit auch die Gegend der größten Tuberkulosesterblichkeit und der geringsten Militärdiensttauglichkeit ist? Und was nützen die besten geistigen Anlagen, wenn sie durch die Ungunst der Umwelt verkümmern oder gar verborgen bleiben? Hat der brustschwache Schiller seinem Volke und der ganzen Welt nicht Unersetzliches gegeben?

So wollen wir denn nicht müde werden, an der Jugend, der Hoffnung und der Zukunft unseres Vaterlandes zu arbeiten, um so mehr, als ja der Zuwachs von Jahr zu Jahr immer geringer wird und uns das einzelne Kindesleben um so kostbarer! Die Arbeit ist schwer und umfangreich: der Kindergarten hat sich zu einem Kinderwalde geweitet!

---

4. Tuberkulosewandtafel des Deutschen Zentralkomitees zur Bekämpfung der Tuberkulose.

(Siehe nebenstehende Abbildung).

Erklärung der Wandtafel.

Erste Reihe:	1. Bild:	Ansteckung durch getrockneten verstäubten Auswurf,
	2. „	Ansteckung durch Hustentröpfchen,
	3. „	Ansteckung durch tuberkelbazillenhaltige Milch.
Zweite Reihe:	1. „	Brustkorb mit Herz und Lungen,
	2. „	Lungenbläschen (mikroskopisch),
	3. „	Verästelung der Luftröhre.
Dritte Reihe:	1. „	Tuberkelbazillen im Auswurf,
	2. „	Geschlossene Tuberkulose der Lungenspitze
	3. „	Offene Tuberkulose des Oberlappens,
	4. „	Vorgeschrittene Tuberkulose der ganzen Lunge.
Vierte Reihe:		Verhütung der Tuberkulose: Körperliche Ertüchtigung in Licht, Luft und Sonnenschein.

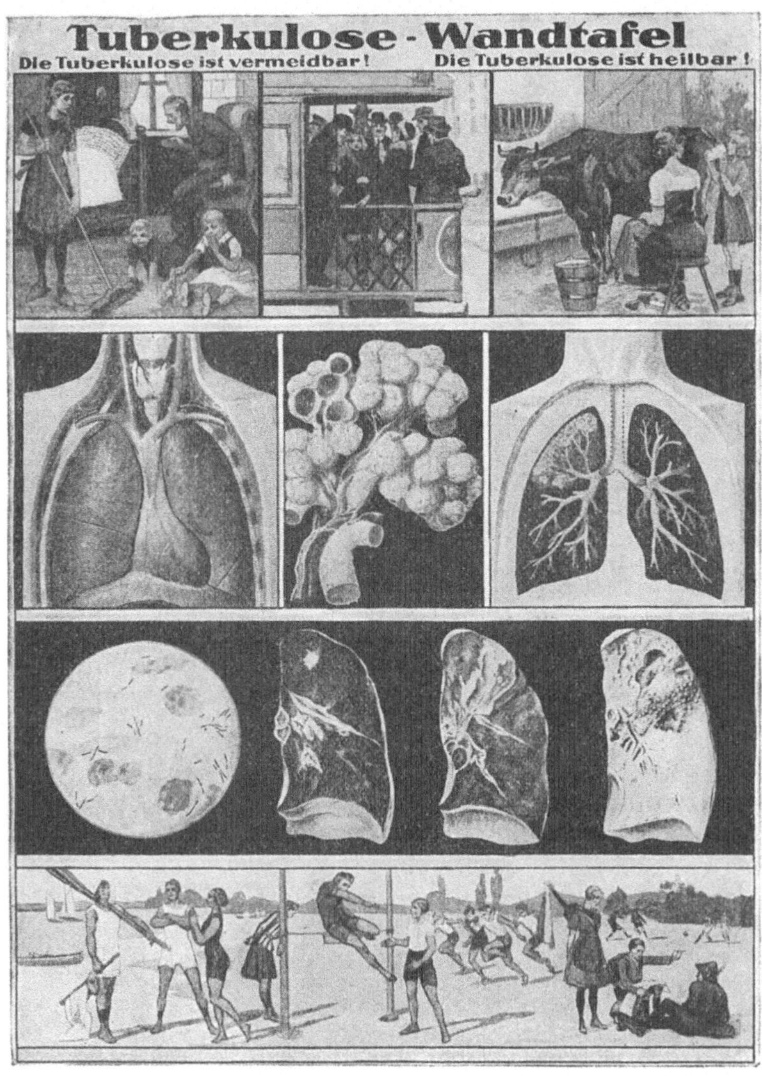

Abb. 3. Neue Tuberkulosewandtafel
des Deutschen Zentralkomitees zur Bekämpfung der Tuberkulose. Bearbeitet von Dr. Helm, Generalsekretär, u. Friedrich Lorentz, Rektor in Berlin, mit Unterstützung des Deutschen Hygiene-Museums in Dresden.

Leitfaden der Desinfektion für Desinfektoren und Krankenpflegepersonen in Frage und Antwort. Von Prof. Dr. **Fritz Kirstein,** Medizinalrat und Direktor des Medizinaluntersuchungsamtes Hannover. Elfte, verbesserte und erweiterte Auflage. (113 S.) 1925. Gebunden RM. 4.20

Leitfaden der Krankenpflege in Frage und Antwort. Für Krankenpflegeschulen und Schwesternhäuser bearbeitet von Dr. med. **Joh. Haring,** Oberstabsarzt a. D., ehemals staatlicher Prüfungskommissar an der Krankenpflegeschule des Carolahauses zu Dresden. Mit einem Vorwort von Exz. Prof. Dr. med. A. Fiedler†, Geheimer Rat. Vierte, vermehrte u. verbesserte Auflage. (162 S.) 1923. RM. 1.80

Säuglingspflegefibel. Von Schwester **Antonie Zerwer,** unter Mitarbeit von **Paul Kühl,** Lehrer in Charlottenburg. Mit einem Vorwort von Prof. Dr. Leo Langstein, Direktor des Kaiserin-Auguste-Victoria-Hauses. Siebente Auflage. (261.—280. Tausend.) Mit 39 Textabbildungen. (72 S.) 1925. RM. 0.75
Bei Bezug von 20 Expl. je RM. 0.70; bei Bezug von 50 Expl. je RM. 0.65; bei Bezug von 100 Expl. je RM. 0.60

Ernährung und Pflege des Säuglings. Ein Leitfaden für Mütter und zur Einführung für Pflegerinnen unter Zugrundelegung des Leitfadens von Pescatore. Von Dr. **Leo Langstein,** a. o. Prof. der Kinderheilkunde an der Universität Berlin, Direktor des Kaiserin-Auguste-Victoria-Hauses, Reichsanstalt zur Bekämpfung der Säuglings- und Kleinkindersterblichkeit. Achte, vollständig umgearbeitete Auflage. (108.—157. Tausend). (92 S.) 1923. RM. 1.20

Ⓦ **Kinderheilkunde und Pflege des gesunden Kindes** für Schwestern und Fürsorgerinnen. Von Dr. **E. Nobel,** Privatdozent, o. Assistent der Universitäts-Kinderklinik, Lehrer an der Krankenpflegeschule im Allgemeinen Krankenhaus, Wien, und Dr. **C. Pirquet,** o. ö. Professor für Kinderheilkunde an der Universität Wien, Vorstand der Universitätskinderklinik, Wien. Unter Mitarbeit von Oberschwester Hedwig Birkner und Lehrschwester Paula Panzer. Mit 28 Abbildungen im Text. (161 S.) 1925. Steif broschiert RM. 4.20
Bei gleichzeitiger Abnahme von 10 Exemplaren ermäßigt sich der Preis auf je RM. 3.78

Ⓦ **Medizinische Grundlagen der Heilpädagogik** für Erzieher, Lehrer, Richter und Fürsorgerinnen. Von Regierungsrat Dr. **Erwin Lazar,** Privatdozent für Kinderheilkunde an der Universität Wien und Leiter der Heilpädagogischen Abteilung der Universitätsklinik in Wien. (102 S.) 1925. RM. 3.90

Krankenpflege-Lehrbuch. Herausgegeben von der Medizinalabteilung des Preußischen Ministeriums für Volkswohlfahrt. Neunte Auflage. Mit 5 Tafeln und zahlreichen Abbildungen im Text. (418 S.) 1920. (Verlag von August Hirschwald in Berlin.) Gebunden RM. 3.20

Die mit Ⓦ bezeichneten Werke sind im Verlag von Julius Springer in Wien erschienen.

Lungen-Tuberkulose. Von Dr. **O. Amrein,** Chefarzt am Sanatorium Altein, Arosa. Zweite, umgearbeitete und erweiterte Auflage der „Klinik der Lungentuberkulose". Mit 26 Textabbildungen. (147 S.) 1923. RM. 6.—; gebunden RM. 7.50

Praktisches Lehrbuch der Tuberkulose. Von Professor Dr. **G. Deycke,** Hauptarzt der Inneren Abteilung und Direktor des Allgemeinen Krankenhauses in Lübeck. Zweite Auflage. Mit 2 Textabbildungen. (Fachbücher für Ärzte, Band V.) 1922. Gebunden RM. 7.—

Die Bezieher der „Klinischen Wochenschrift" erhalten die „Fachbücher für Ärzte" mit einem Nachlaß von 10%.

Das Tuberkulose-Problem. Von Privatdozent Dr. med. et phil. **Hermann v. Hayek,** Innsbruck. Dritte und vierte neu bearbeitete Auflage. Mit 48 Abbildungen. (402 S.) 1923. RM. 12.—; gebunden RM. 14.50

Immunbiologie — Dispositions- und Konstitutionsforschung — Tuberkulose. Von Dr. **Hermann v. Hayek,** Innsbruck. (42 S.) 1921. RM. 1.80

(W) **Die Klinik der beginnenden Tuberkulose Erwachsener.** Von Professor Dr. **Wilhelm Neumann,** Privatdozent an der Universität Wien, Vorstand an der III. Med. Abt. des Wilhelminenspitals. In drei Teilen.

Erster Teil: **Der Gang der Untersuchung.** Mit 26 Abbildungen. (158 S.) 1923. RM. 4.—

Zweiter Teil: **Der Formenkreis der Tuberkulose.** Mit 69 Textabbildungen und einer Tabelle. (266 S.) RM. 8.40

Dritter (Schluß-) Teil: **Das Heer der nichttuberkulösen Apizitiden und der fälschlich sogenannten Apizitiden.** Mit 72 Abbildungen im Text. (176 S.) 1925. RM. 8.40

Band I—III in einem Band gebunden. RM. 30.—

Tuberkulose, ihre verschiedenen Erscheinungsformen und Stadien sowie ihre Bekämpfung. Von Dr. **G. Liebermeister,** leitender Arzt der Inneren Abteilung des Städtischen Krankenhauses Düren. Mit 16 zum Teil farbigen Textabbildungen. (462 S.) 1921. RM. 12.—

Die mit (W) bezeichneten Werke sind im Verlag von Julius Springer in Wien erschienen.

Diagnostik und Therapie der Lungen- und Kehlkopf-Tuberkulose. Ein praktischer Kursus von Dr. **H. Ulrici,** ärztl. Direktor des Städt. Tuberkulosekrankenhauses Waldhaus Charlottenburg, Sommerfeld (Osthavelland). Mit 99 zum Teil farbigen Abbildungen. (269 S.) 1924. RM. 18.—; gebunden RM. 19.50

Die Heliotherapie der Tuberkulose mit besonderer Berücksichtigung ihrer chirurgischen Formen. Von Dr. **A. Rollier** in Leysin. Zweite, vermehrte und verbesserte Auflage. Mit 273 Abbildungen. (254 S.) 1924. RM. 15.—; gebunden RM. 17.40

Sozialärztliches Praktikum. Ein Leitfaden für Verwaltungsmediziner, Kreiskommunalärzte, Schulärzte, Säuglingsärzte, Armen- und Kassenärzte. Bearbeitet von zahlreichen Fachgelehrten. Herausgegeben von Professor Dr. med. **A. Gottstein,** Ministerialdirektor der Medizinalabteilung im Preuß. Ministerium für Volkswohlfahrt und Dr. med. **G. Tugendreich,** Abteilungsvorsteher im Medizinalamt der Stadt Berlin. Zweite, vermehrte und verbesserte Auflage. Mit 6 Textabbildungen. (506 S.) 1920. RM. 10.—

Soziale Pathologie. Versuch einer Lehre von den sozialen Beziehungen der Krankheiten als Grundlage der sozialen Hygiene. Von Professor Dr. med. **Alfred Grotjahn.** Dritte, neubearbeitete Auflage. Mit Beiträgen von Sanitätsrat Dr. med. C. Hamburger, Dr. med. et rer. pol. R. Lewinsohn, Sanitätsrat Dr. med. A. Peyser, Dr. med. W. Salomon, Dr. med. G. Wolff. (544 S.) 1923. RM. 18.50; gebunden RM. 21.—

Hygienische Volksbildung. (Sonderausgabe des gleichnamigen Beitrages in dem I. Band des „Handbuches der sozialen Hygiene und Gesundheitsfürsorge".) Von Dr. med. **Martin Vogel,** wissenschaftlicher Direktor am Deutschen Hygiene-Museum, Generalsekretär des Sächsischen Landesausschusses und vormals Generalsekretär des Reichsausschusses für Hygienische Volksbelehrung. Mit 6 Abbildungen. (88 S.) 1925. RM. 3.—

Die Wohlfahrtspflege. Systematische Einführung auf Grund der Fürsorgepflichtverordnung und der Reichsgrundsätze. Von Dr. **Hans Muthesius,** Stadtrat in Berlin-Schöneberg. (155 S.) 1925. RM. 4.50

Soziale und sozialisierte Medizin. Von Dr. med. et phil. **Hermann v. Hayek,** Privatdozent in Innsbruck. (84 S.) 1925. RM. 2.70